腹腔镜结直肠手术步骤详解

Laparoscopic Colectomy Physicians

A Step by Step Guide

主编　（美）莎伦·L. 斯坦（Sharon L. Stein）
　　　（美）里根·R. 劳森（Regan R. Lawson）

主译　钟　鸣　郑民华　仇　明　柯重伟　姚琪远

北方联合出版传媒（集团）股份有限公司
辽宁科学技术出版社
·沈　阳·

First published in English under the title
Laparoscopic Colectomy: A Step by Step Guide
edited by Sharon L. Stein and Regan R. Lawson
Copyright © Springer Nature Switzerland AG, 2020
This edition has been translated and published under licence from
Springer Nature Switzerland AG.

© 2023辽宁科学技术出版社

著作权合同登记号：第06-2021-280号。

图书在版编目（CIP）数据

腹腔镜结直肠手术步骤详解 /（美）莎伦·L. 斯坦
(Sharon L. Stein)，（美）里根·R. 劳森（Regan R. Lawson）
主编；钟鸣等主译 .—沈阳：辽宁科学技术出版社，
2023.6
ISBN 978-7-5591-2953-6

Ⅰ. ①腹… Ⅱ. ①莎… ②里… ③钟… Ⅲ. ①腹
腔镜检—应用—结肠疾病—外科手术 ②腹腔镜检—应
用—直肠疾病—外科手术 Ⅳ. ①R656.9 ②R657.1

中国国家版本馆CIP数据核字（2023）第051106号

出版发行：辽宁科学技术出版社
　　　　　（地址：沈阳市和平区十一纬路25号　邮编：110003）
印 刷 者：辽宁新华印务有限公司
经 销 者：各地新华书店
幅面尺寸：210 mm × 285 mm
印　　张：12
插　　页：4
字　　数：300千字
出版时间：2023年6月第1版
印刷时间：2023年6月第1次印刷
责任编辑：凌　敏
封面设计：刘　彬
版式设计：袁　舒
责任校对：栗　勇

书　　号：ISBN 978-7-5591-2953-6
定　　价：168.00元

投稿热线：024-23284363
邮购热线：024-23284502
邮　　箱：lingmin19@163.com
http://www.lnkj.com.cn

内容提要

　　本书全面系统地介绍了腹腔镜辅助下的结直肠手术（腹腔镜右半结肠切除、腹腔镜左半结肠切除、腹腔镜直肠前切除、腹腔镜结肠次全切除、腹腔镜全结直肠切除）的适应证，详细介绍手术操作步骤，以及各种常见注意事项等。同时，单独介绍了腹腔镜游离脾曲、肠粘连松解，以及相关并发症的预防、鉴别、处理等。

　　本书具有较高的临床应用价值，有助于初步掌握微创手术的临床住院医师和主治医师学习及掌握腹腔镜结直肠手术技术。

译者名单

主　译

钟　鸣　郑民华　仇　明　柯重伟　姚琪远

副主译

俞旻皓　周易明　王　斌　王会鹏　洪希周

秘　书

骆　洋

译　者

（按姓名拼音排序）

方洪生　上海交通大学医学院附属仁济医院
贡婷月　上海交通大学医学院附属仁济医院
洪希周　上海交通大学医学院附属瑞金医院
黄轶洲　上海交通大学医学院附属仁济医院
敬　然　上海交通大学医学院附属仁济医院
柯重伟　复旦大学附属上海市第五人民医院
林海萍　上海交通大学医学院附属仁济医院
刘赛靓　上海交通大学医学院附属仁济医院
骆　洋　上海交通大学医学院附属仁济医院
秦绍岚　上海交通大学医学院附属仁济医院
仇　明　海军军医大学第二附属医院（上海长征医院）
汤佳音　上海交通大学医学院附属仁济医院
王　斌　海军军医大学第二附属医院（上海长征医院）
王会鹏　复旦大学附属上海市第五人民医院
吴　超　上海交通大学医学院附属瑞金医院
谢　荟　上海交通大学医学院附属仁济医院
姚琪远　复旦大学附属华山医院
俞旻皓　上海交通大学医学院附属仁济医院
赵志煌　上海交通大学医学院附属仁济医院
郑民华　上海交通大学医学院附属瑞金医院
钟　鸣　上海交通大学医学院附属仁济医院
周易明　复旦大学附属华山医院

主译简介

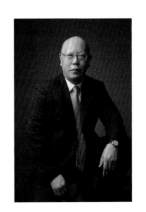

钟　鸣，医学博士，主任医师，教授，博士研究生导师。

现任上海交通大学医学院附属仁济医院胃肠外科行政副主任，仁济医院杭州湾医院普外科行政主任。

担任中华医学会外科分会腹腔镜与内镜外科学组委员、中国医师协会结直肠肿瘤专业委员会委员、中国医师协会外科分会结直肠专业委员会委员、中国医师协会外科分会微创外科专业委员会委员、中国抗癌协会腔镜与机器人外科分会常务委员、中国研究型医院学会微创外科专业委员会委员、中国抗癌协会大肠癌专业委员会委员、中国医学装备协会腔镜与微创技术分会副会长、中国医疗保健国际交流促进会腔镜内镜外科分会常务委员、上海市抗癌协会大肠癌专业委员会委员、上海市抗癌协会胃肠肿瘤腹腔镜专业委员会副主任委员、上海市医学会外科分会结直肠专业学组副主任委员、上海市炎症性肠病研究中心副主任、海峡两岸医药卫生交流协会消化道外科专业委员会委员、中国NOSES联盟上海分会副理事长等学术团体职务。

长期从事结直肠恶性肿瘤、炎症性肠病等外科疾病综合治疗的临床和基础研究工作，对结直肠肛门外科常见病、复杂病和多发病的诊治具有丰富的临床经验。主持并力促发展了仁济医院乃至全国结直肠癌微创治疗的标准化、规范化、微创化和个体化综合治疗的新领域。

近年来发表相关论文120余篇，其中SCI论文60余篇，主编专著3部，副主编专著3部，授权发明专利及实用新型专利3项。担任《中华胃肠外科杂志》《腹腔镜外科杂志》等杂志编委。先后承担和负责国家自然科学基金，上海市科委、上海市卫生健康委员会重点基金资助项目等课题10余项。

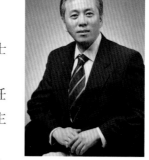

郑民华，医学博士，主任医师，二级教授，博士研究生导师。

原上海交通大学医学院附属瑞金医院副院长，现任瑞金医院普外科主任，外科教研室主任，兼胃肠外科主任及上海市微创外科临床医学中心主任。

担任亚洲腔镜主席、世界腔镜副主席、中华医学会外科学分会常委、中华医学会外科学分会腹腔镜与内镜外科学组组长、中国抗癌协会腔镜与机器人外科专委会副主任委员、中国医师协会外科医师分会微创外科医师委员会副主委、中国医学装备协会腔镜与微创技术分会会长等学术团体职务。

长期从事胃肠道肿瘤微创外科治疗的临床研究，是中国微创外科的发起者、先行者、推动者。在国内首先开展腹腔镜结直肠手术，为中国胃肠外科事业走向国际，并促进微创技术在国内外科领域的推广做出重要贡献。

近年来主编、参编学术专著 10 余部，发表学术论文 200 余篇。担任 *Annals of Laparoscopic and Endoscopic Surgery* 主编、《中华腔镜外科杂志（电子版）》主编、《腹腔镜外科杂志》主编、《中华消化外科杂志》副主编、《中华胃肠外科杂志》副主编。以第一完成人获教育部科学技术进步奖一等奖、上海市科技进步奖一等奖等奖项，承担负责国家 863 项目、国家重点研发计划项目、国家自然科学基金项目等多项课题。获全国先进工作者、上海市十佳医师等荣誉称号，全国"五一劳动奖章"获得者，国家卫生健康委员会有突出贡献中青年专家，享受国务院特殊津贴。

郑民华

仇　明，医学博士，主任医师，教授，博士研究生导师。

现任海军军医大学第二附属医院（上海长征医院）普外三科（甲乳疝外科）主任。

担任中华医学会外科分会腹腔镜、内镜专业组副组长，中国医师协会外科医师分会胃食管反流病诊疗专业委员会副主任委员，国家卫生健康委能力建设和继续教育外科专家委员会微创外科专业委员会副主任委员、中国医学装备协会腔镜与微创技术分会副会长等学术团体职务。

长期从事腹腔镜微创外科技术在普外科临床应用的研究，目前重点开展甲状腺疾病、食管裂孔疝及胃食管反流病的腔镜微创外科治疗工作。是国内微创外科的先行者，率先倡导并开展腹腔镜胃大部分切除术。

近年来发表学术论文 100 余篇，主编卫生健康委员会中标腹腔镜手术视频教材 3 部。担任《中华腔镜外科杂志》副主编和《腹腔镜外科杂志》副主编。以第一完成人获军队医疗成果二等奖 1 项、上海市科技进步二等奖 1 项。承担负责国家自然科学基金项目 1 项、军队"十一五"二期科技攻关项目 1 项。

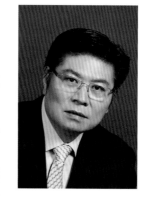

柯重伟，医学博士，主任医师，教授，博士研究生导师。

现任复旦大学附属上海市第五人民医院普通外科、外科教研室、外科基地行政主任。

担任中华医学会腹腔镜与内镜外科学组委员、中国医师协会微无创结直肠专业委员会副主任委员、国家卫生健康委能力建设和继续教育外科专家委员会微创外科分会委员、全军普外科专业技术委员会腹腔镜与机器人外科学组副组长、中国医师协会机器人外科专业技术委员会副主任委员、中国研究型医院微创外科专业技术委员会常委、国际外科－消化科及肿瘤科医师协会（IASGO）委员、上海市医学会普通外科专业委员会委员、中国抗癌协会理事等学术团体职务。

从事胃肠外科及微创外科研究近 30 年，擅长胃肠道疾病（胃癌、结直肠癌）的诊治和胆道（胆石症）、甲状腺肿瘤的微创手术，尤其在胃肿瘤（包括进展期胃癌、食管贲门交界部肿瘤以及胃间质瘤等）的微创手术和综合治疗方面形成特色。

近年来发表相关论文 100 余篇，发表 SCI 论文 50 余篇；主编专著 3 部，副主编专著 2 部；授权发明专利及实用新型专利 6 项。担任《中华胃肠外科学杂志》编委、《中国外科年鉴》专业编辑、*Chinese Medical Journal* 审稿专家、《中国微创外科杂志》编委、《中华消化外科杂志》编委、《外科理论与实践杂志》编委、《中华腔镜外科杂志（电子版）》编委等。先后以第一完成人获上海市科技进步二等奖、上海市医学科技三等奖、军队科技进步二等奖、军队医疗成果二等奖。曾获上海市医苑新星、第二军医大学校长奖等荣誉，荣立个人三等功 3 次。

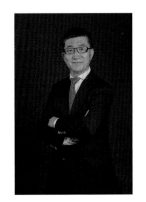

　　姚琪远，医学博士，主任医师，教授，博士研究生导师。

　　现任复旦大学附属华山医院外科副主任，微创外科、减重与代谢外科、疝与腹壁外科主任，日间手术中心主任，复旦大学疝病中心主任。

　　担任上海市医学会外科分会减重及代谢外科学组组长、中华医学会外科分会腹腔镜与内镜外科学组委员、中国医师协会外科医师分会肥胖和糖尿病外科医师委员会副主任委员、胃食管反流病诊疗委员会副主任委员、造口外科专业委员会副主任委员、中国胃食管反流病微创联盟副主席、亚太疝协会执行委员、国际内镜疝协会终生名誉委员、国际腹壁与造口外科联盟主席等学术团体职务。

　　长期从事普外科领域微创手术，擅长腹腔镜胃肠道肿瘤手术、腹腔镜减重等手术，是国内腹腔镜疝、造口旁疝、减重手术的推动者、实践者和倡导者。

　　领衔国家卫生部（2005 年）、国家自然科学基金（2008 年和 2019 年）项目，参与国家 863（2006 年）等国家级科研课题，拥有国家专利 7 项。担任《中华胃食管反流病杂志》《中华疝与腹壁外科杂志》《中华肥胖与代谢病杂志》*International Journal of Abdominal and Hernia Surgery* 副主编，《中国实用外科杂志》《腹腔镜外科杂志》《中华微创外科杂志》《中国微创外科杂志》《中华胃肠外科杂志》及 *Annals of Laparoscopic and Endoscopic Surgery* 编委。自 2008 年起多次受邀在德国、印度、越南等国的国际会议上进行腹腔镜手术演示，多次受邀在国际会议上进行专题报告。

译者序

2021 年恰逢微创手术技术进入中国 30 年，当前腹腔镜手术在胃肠外科，尤其是结直肠领域中的优势得到充分体现。本书在各位著名的微创外科专家的指导下，全面系统地介绍了腹腔镜结直肠各种手术方式的适应证、关键要点以及手术步骤等。相信通过本书的介绍可以帮助广大的中青年外科医师，以及刚刚接触结直肠微创手术的医师，尽快掌握腹腔镜结直肠手术的理论和技术特点，更好地为广大患者服务。

仁济医院胃肠外科 – 结直肠外科专业组在钟鸣教授的带领下，不断深入微创理念，勇于创新、开拓进取，开展了早期直肠癌的经肛门微创手术（TAMIS）到低位直肠癌的经肛门全直肠系膜切除手术（taTME），从 2D 腹腔镜手术到 3D 机器人手术，无论在临床、科研和人才培养等各方面均取得了不俗的成绩。仁济医院胃肠外科已经发展成国内知名的团队。

本书也是在钟鸣教授团队的倡导下，以及在沪微创外科专家的指导下，对原书的精准翻译！

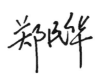

作者名单

Joshua I. S. Bleier Department of Surgery, Division of Colon & Rectal Surgery, Perelman School of Medicine, Pennsylvania Hospital, Philadelphia, PA, USA

Raul M. Bosio Division of Surgery, ProMedica Health & Wellness Center, Sylvania, OH, USA

Bradley J. Champagne Department of Surgery, Cleveland Clinic Fairview Hospital, Cleveland, OH, USA

Meagan M. Costedio Division of Colorectal Surgery, University Hospitals, Cleveland, OH, USA

Lisa Coviello Center for Colorectal Surgery, Tidewater Physicians Multispecialty Group, Newport News, VA, USA

Kurt G. Davis Section of Colon and Rectal Surgery, LSUHSC, LA, USA

Anthony L. DeRoss Pediatric Surgery, Cleveland Clinic, Cleveland, OH, USA

Todd D. Francone Division of Colon & Rectal Surgery at Newton–Wellesley Hospital, Newton, MA, USA

Kevin R. Kniery Department of Surgery, Madigan Army Medical Center, Tacoma, WA, USA

Ron G. Landmann MD Anderson Cancer Center – Baptist Medical Center, Jacksonville, FL, USA

Colon and Rectal Surgery, Mayo Clinic, Jacksonville, FL, USA

Mark L. Manwaring Saint Thomas Medical Partners in Murfreesboro, Greenville, TN, USA

Justin A. Maykel Department of Colon and Rectal Surgery, University of Massachusetts Medical School, Worcester, MA, USA

Jason S. Mizell University of Arkansas for Medical Sciences, Division of Colon and Rectal Surgery, Little Rock, AR, USA

Michael J. Mulcahy Tripler Army Medical Center, Honolulu, HI, USA

Govind Nandakumar Department of Surgery, Weill Cornell Medical College New York, New York, NY, USA

Tushar Samdani Department of Surgery, Medstar Saint Mary's Hospital, Leonardtown, MD, USA

Andrew T. Schlussel Division of Surgery, Madigan Army Medical Center, Tacoma, WA, USA

Skandan Shanmugan Department of Surgery, Division of Colon & Rectal Surgery, Penn Presbyterian Medical Center, Philadelphia, PA, USA

Scott R. Steele Department of Colorectal Surgery, Digestive Disease and Surgery Institute, Cleveland Clinic, Cleveland, OH, USA

Sharon L. Stein Division of Colon and Rectal Surgery, Department of Surgery, University Hospital Cleveland Medical Center, Cleveland, OH, USA

David B. Stewart Colorectal Surgery, University of Arizona – Banner University Medical Center, Tucson, AZ, USA

主编简介

（美）莎伦·L. 斯坦（Sharon L. Stein），医学博士，是一名经认证的结直肠外科医师。她是美国凯斯西储大学附属医院的外科副教授，曾获得结直肠外科"Murdough Master Clinician"称号。目前担任美国凯斯西储大学附属医院有关结直肠手术预后和有效性研究（UH-RISES）的项目主任，以及俄亥俄州克利夫兰大学附属医院的结直肠外科住院医师项目负责人。Stein博士目前已发表100多篇文章、摘要和参与书籍章节的编写，并经常受邀在国内和国际会议上演讲微创手术相关内容。她在多个外科学会中担任领导者，包括美国结直肠外科医师学会（ASCRS）、美国外科学会、美国胃肠道与内镜外科医师学会。现任女子外科医师协会主席。

（美）里根·R. 劳森（Regan R. Lawson），医学博士，应用生理学博士（研究方向是认知运动控制和运动学习）及中学科学教育的文学硕士。她在教育领域工作超过25年，其间与许多学生合作，其中包括神经科学的本科生和研究生。她专注于讨论假肢使用过程中的运动学习。曾多次受邀为神经科学、科学教育、课程开发和教师培训开展讲座和发表演讲。她专注于利用教育学方法和神经科学的学习原则呈现知识点。同时，她也积极参与神经科学学会和人体工程学学会活动。Lawson博士目前在Exponent公司工作，作为一名人体学科学家在多个领域提供咨询服务，如帮助用户学习更有效的方法和安全地使用产品。

前　言

微创手术已成为包括结肠和直肠手术在内的外科手术的标准手段。尽管微创手术能够使患者显著获益，但从腹腔镜的视角理解结直肠的解剖学给教师和学生都带来新的挑战。本书撰写的初衷是帮助年轻术者掌握结直肠解剖和手术操作的知识，以弥补腹腔镜结直肠手术操作经验的不足。

腹腔镜手术方法适用于多种类型的结直肠手术。为了帮助正在从事外科工作的年轻术者，我们向全国各地的结直肠外科领域的专业术者和教育工作者寻求帮助，撰写这本书。我们的目标是传授这些专家的经验，以帮助年轻术者精进微创手术的技术。

编者在本书中详细描述每种结直肠手术的关键要点，包括手术步骤、何时以及如何形成张力、调整患者的体位和优化手术流程。俗话说，"优秀的技术来自经验，但并非所有经验都出自你"。除了每种手术的关键要点外，编者还分享了术中可以用到的秘诀和注意事项。这些秘诀和注意事项是"行业秘密"，在描述手术方法时往往不会明确提及，因为它们往往具有特殊性，不会出现在每一次手术中。我们通过在单独的文本框中添加这些信息提示，向年轻术者提供多样化的经验以供借鉴。另外，本书的每一个章节都有新的插图以显示牵拉方向、解剖线和结肠解剖结构，并用不同的颜色展示手术器械，以清楚地区分术者和助手的器械。

我们希望这本书可以成为青年医师（住院医师和年轻主治医师）在学习掌握腹腔镜结直肠手术时经常使用的一本书。它承载着编者和术者的丰富经验，仿佛他们就在你身边，指导你完成手术。

Sharon L. Stein

Regan R. Lawson

中文版前言

    1991 年 Jacob 等医师进行了一例腹腔镜右半结肠切除手术，拉开了腹腔镜下结直肠手术的序幕，30 年过去了，目前腹腔镜手术已成为结直肠手术的首选方式。但是，腹腔镜手术时，医师通过 2D 平面图像来观察腹腔情况进行手术操作时，往往会缺乏立体感以及手的触觉，可能会造成重要脏器结构的辨认不清、手眼不配合、动作不协调，以及手术操作上的困难和重要脏器的损伤；同时腹腔镜手术必须通过特殊的手术器械来完成手术操作，比如超声刀的使用、腔内切割缝合器、持针钳等各种腹腔镜器械的操作。因此，如何尽快提高年轻外科医师的腹腔镜手术操作技术水平、减少并发症的发生是临床迫切需要解决的问题。

    本书在中国微创外科开拓者——郑民华教授的带领下，由钟鸣教授、仇明教授、柯重伟教授、姚琪远教授团队结合多年的腹腔镜经验和技巧翻译而成。本书详细描述了腹腔镜结直肠各种术式的关键操作步骤、助手如何密切配合以及如何优化手术流程等。我们希望这本书可以成为年轻的外科医师在进行微创手术，尤其是结直肠手术时经常使用的一本参考书！

    诚然，由于国内外操作理念、操作器械的差别，尤其是在医学发展日新月异的今天，腹腔镜手术已经成为主流操作技术。本书在翻译过程中难免出现理念滞后、操作技术落后等原因，同时译者翻译水平有限，难免出现失误，请广大读者提出宝贵意见以便我们及时纠正！

致　谢

　　我们要感谢本书的作者们为这本书付出的大量时间以及他们丰富的经验和专业知识。将术中操作转化为文字描述并非易事，为了将手术方法以通俗易懂的方式介绍给大家，他们做了大量的工作。我们也要感谢与我们合作的插画家，他们对插图进行多次修改，力求尽可能全面地展现每种手术。我们要感谢我们的家人和朋友对这项工作的大力支持，他们帮助我们迎接挑战、取得胜利。最后，我们要感谢所有参编者为这本书增添了新的视角和丰富的内容，并感激我们相聚时总会产生的协同效应。

目　录

第 1 章　手术器械
Tools

Kurt G. Davis，Lisa Coviello

译者：骆　洋，秦绍岚　　　　校对：钟　鸣

摘要

腹腔镜手术室的建立应从以下几方面考虑：

- 手术室的准备工作。
- 房间的视野。
- 满足各种手术方式。
- 适合手术操作的器械。

虽然不能过度强调人类工程学的重要性，但是外科医护人员经常忽视重复劳作所导致的骨骼肌肉损伤。因此，术前术者应明确手术操作相关的注意事项。

- **手术方式的选择**：术前应明确的内容（全腹腔镜、手助、体内或体外吻合、辅助切口选择等）。
- **团队沟通和评估**：术前手术团队的沟通是十分重要的，对患者进行评估，尤其是评估可能影响微创手术过程的因素（如类固醇的使用、辐射、手术史、肥胖、心功能不全、对腹内压增高敏感的肺部疾病等）。
- **备选方案**：由于患者本身的因素导致手术困难，在拟行腹腔镜手术时，应提前充分考虑备选手术方案（甚至第三备选方案），如中转开腹等。

手术室的选择应该是为了最大限度地提高手术效率和降低成本，但前提是保证手术的安全性以及目标性。

Kurt G. Davis (✉)

Section of Colon and Rectal Surgery, LSUHSC, LA, USA

E-mail: kdav26@lsuhsc.edu

Lisa Coviello

Center for Colorectal Surgery, Tidewater Physicians

Multi-specialty Group, Newport News, VA, USA

© Springer Nature Switzerland AG 2020

Sharon L. Stein, Regan R. Lawson (eds.), Laparoscopic Colectomy,

https://doi.org/10.1007/978-3-030-39559-9_1

术前评估

在接受腹腔镜结直肠手术之前，应评估患者是否适合行腹腔镜手术。本书不会涵盖术前分期和手术决策等细节问题，主要强调的是腹腔镜结直肠手术的一般手术原则。

肠道准备

既往文献中对肠道准备的必要性以及获益性进行过广泛讨论。传统开放性结直肠手术的机械性肠道准备获益性尚不明确，但是腹腔镜结直肠手术对肠道清洁程度的要求并不高于传统开腹手术，而早期肿瘤术前机械性肠道准备，术中可以进行内镜下精准定位。一般来说，机械性肠道准备与口服抗生素相结合，可以降低手术感染的风险。

患者体位

腹腔镜结直肠手术中对患者的体位要求十分严格。在满足手术安全性的同时，患者体位也必须最大限度地方便术者进行手术操作。尤其是在进行盆腔手术时，患者往往处于极端的体位。为了便于在手术中随时改变患者的体位，最好使用电动手术台和雪橇式托脚架。

手术体位的具体要求见后面各个章节。为确保将患者安全地固定在手术台上，并且在手术过程中不会滑落，可以使用凝胶垫、Pink Pad® 沙袋等设备进行固定；也可以使用胶带在患者胸前进行缠绕固定，以避免滑脱。使用每一种设备的目的是防止在手术中患者处于极端体位时滑落。虽然外科医师对于防滑设备可能有自己的使用习惯和心得，但是目前没有数据表明哪一种防滑设备是最好的。一般腹腔镜结直肠手术采取的是头低脚高侧倾位（图 1.1）。

腹腔镜结直肠手术的患者大多数处于截石位，这样有利于手术的操作。例如，盆腔手术、肠镜检查、肠管吻合等。截石位也有利于横结肠和结肠脾曲的游离。此外，截石位便于将患者固定在手术台上。

托脚架，特别是带有伸缩杆的托脚架为固定双腿和体位的安全摆放提供保障。必须注意患者臀部、膝关节和脚踝的位置，以确保手术过程中患者关节没有扭曲，髋关节没有过伸。

患者双上肢通常收拢于躯干两侧。如果双上肢放在手臂架上，会限制术者的移动和手术操作。塞入手臂时，应注意保护位于肘部下方的尺神经（图 1.2）。患者双手也应该受到保护，特别是截石位时，手可能会靠近托脚架而造成损伤。在摆放体位前，麻醉团队应确保动静脉穿刺针及血压袖带的正常工作。

线和导管

在开始手术前，必须确保手术期间包括鼻胃管或口胃管、导尿管、顺序加压装置等所有的导管和线

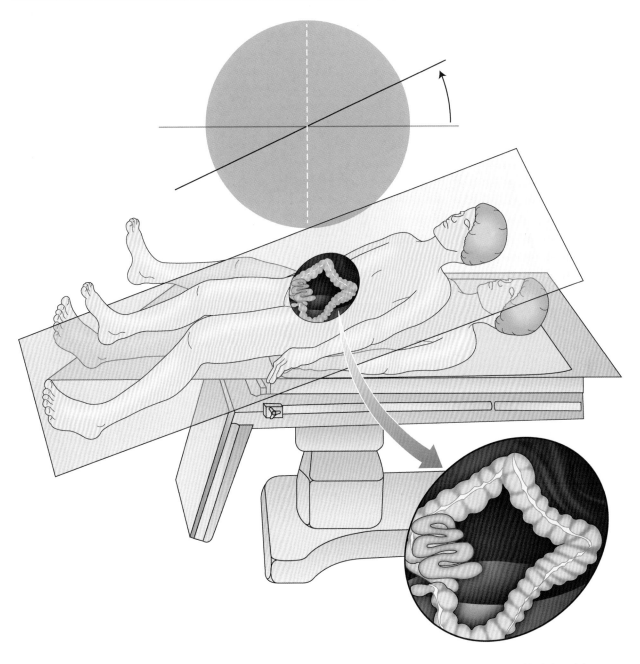

图 1.1　在手术过程中，患者固定在手术台上对于可视化是至关重要的。极端的体位可利用重力将肠管移出手术视野

在正确的位置。鼻胃管或口胃管有利于胃减压并防止胃损伤。导尿管防止膀胱压力过大。顺序加压装置通常放置在双腿上，防止发生血栓栓塞。

　　在手术过程中，术者和助手会适当地更换位置，从一侧移动到另一侧。尤其是进行肠粘连松解术或多象限手术时（如结肠次全切除术）。方便术者更换位置的方式有：①把患者手臂收拢于躯干两侧；②所有的热源线、光线和导管应沿着患者一侧肩膀顺下来；③制备方便腹腔镜手术器械放置的侧边袋。

　　在手术开始前，所有的热源线、光源线和充气管都应移开手术区域，并固定在侧边袋上。

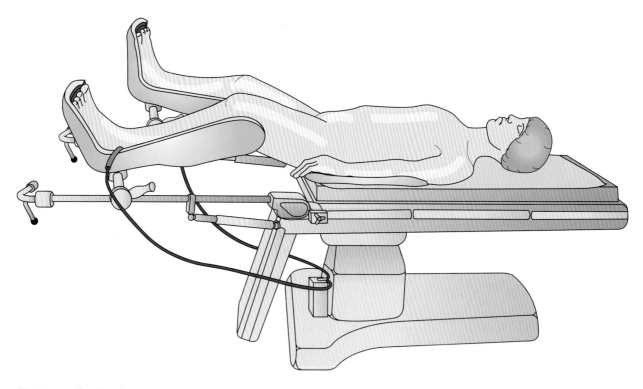

图 1.2　手臂收拢于躯干两侧并用压力点填充，以确保尺神经得到充分保护。双腿应该放在托脚架上，并确保它们不会在手术过程中过伸或过屈

建立气腹

通常使用 Hassan 穿刺器、普通穿刺器、可视化穿刺器等器械建立气腹。所有进腹技术都与明确和（或）潜在的并发症有关。关于最安全的建立气腹方式人们尚未达成统一共识。大多数研究表明，术者最好能够找到并坚持使用一种最舒适并安全有效建立气腹的方式。有些患者建立气腹十分困难，比如肥胖、既往有腹部手术史，或有放置腹腔网格补片史。在这些病例中，丰富的腹腔镜手术经验有助于选择最合适的进腹方式。

无论选择哪种方式建立气腹，术者都应该掌握正常腹压。建立气腹前，安装一个 ≤ 8mmHg 的压力信号装置测定腹腔内某处压力。如果压力高于此，术者应重新选择穿刺位置，确保穿刺器安全进入腹腔。

开放 Hassan 穿刺

脐部穿刺点是一个安全可靠的部位，适用于大多数腹腔镜结直肠手术，也是笔者最常选择的穿刺点（小贴士 1.1）。通常，在脐上做一长度为 1 ~ 1.5cm 的切口。然后用巾钳固定切口两侧皮肤，

> ▶　**小贴士 1.1　进腹**
>
> 由于腹壁层在脐部融合，因此脐部是进腹比较安全可靠的入口点。

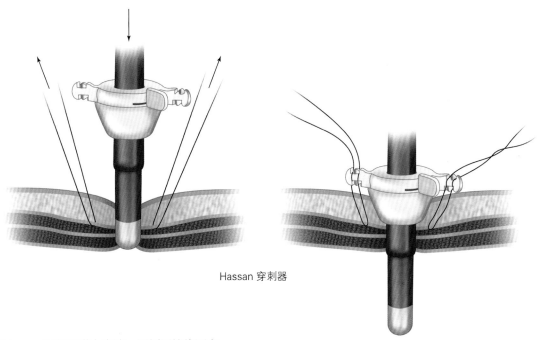

Hassan 穿刺器

图 1.3　Hassan 穿刺器进入腹腔，两侧用缝线固定

向上、向前抬起，暴露筋膜。用小拉钩（如"S"形拉钩）牵开皮肤和皮下组织。打开前筋膜，识别腹膜并将其锐性切开。

　　穿刺器有多种样式可供选择，包括传统的 Hassan 斜面穿刺器、带气囊的穿刺器、直端口穿刺器。Hassan 穿刺器和气囊穿刺器可提供更大的直径来"堵塞"进腹过程中与腹壁之间的缝隙。筋膜处留置几根缝线，可以将穿刺器固定在筋膜上（图 1.3）。手术结束时可通过这些缝合线关闭切口。

穿刺器进腹

　　穿刺器进腹是利用带有弹簧的可伸缩针进行盲穿。一般有两个长度可供选择，肥胖患者同样适用。

　　选择合适的穿刺点至关重要。穿刺点应远离之前的手术切口和手术部位。

　　最常见的两个穿刺位置是左上象限 Palmer's 点（小贴士 1.2）和脐下部位。病态肥胖患者中，可以使用巾钳夹在穿刺部位的两侧，穿刺过程中抬高腹壁。

　　一般用 11 号手术刀做 1mm 长的切口。穿刺时针头缓慢推进，以避免损伤组织结构。熟练掌握腹部解剖结构是至关重要的。穿刺过程中应该穿过前后筋膜，沿正确的间隙进腹时，会有突破感（图 1.4）。

　　建立气腹前，穿刺器连接一个装满生理盐水的 10mL 注射器，此时应毫无阻力。然后，注射器中重新装满生理盐水，如果穿刺位置正确，盐水应顺畅地滴入腹腔。若吸入血液或体液，表明穿刺位置不正确，应立即停止穿刺并进行紧急处理。

　　将气腹管连接到穿刺器上。腹内压力应不大于 8mmHg。若大于 8mmHg 表示穿刺位置不正确，应重新穿刺。低流量下建立气腹后，可以将观察孔建立在该穿刺点或其他部位上。

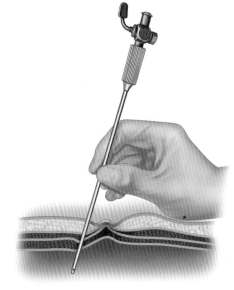

veress 针穿刺法

可视化穿刺系统

与穿刺器类似，可视化穿刺系统的穿刺点也应远离先前的手术切口和手术部位。做 1cm 的皮肤切口，然后将腹腔镜插入穿刺器中，直视下穿刺器通过皮下、前筋膜、肌肉、后筋膜，最后进入腹膜。在穿刺时，一定要将腹壁抬起，防止损伤腹腔脏器。

图 1.4 穿刺器小心穿过筋膜进入腹腔。穿刺针应与重要组织结构形成一定角度，避免使其损伤

穿刺器

在安全进入腹腔后，术者可以选择合适的穿刺器部位。每种手术的具体要求详见各章节。通常来说，这些穿刺器直径为 5mm 或 10 ~ 12mm。大多数腹腔镜器械的直径为 5mm，这样手术器材可以自由穿过不同部位的穿刺孔。但是，腹腔镜直线切割闭合器通常需要使用 12mm 或更大的穿刺器。为了便于手术的进行，应规划合适的穿刺点。随着腹腔镜技术水平的进步，目前市场上已有 5mm 的腹腔镜镜头，最大限度地缩小了穿刺孔的大小。如果只有 10mm 的镜头，则需要考虑增加较大直径穿刺器的数量（**图 1.5**）。

穿刺孔的数量可以根据经验、助手需要或助手熟练程度而有所不同。原则上保证操作孔与镜头孔相隔一掌的距离，且二者不在同一直线上，以防止操作困难。脐周穿刺孔是正中切口，便于后续的中转开腹操作。侧方的穿刺孔应在腹直肌鞘外侧，避免损伤上腹部血管。本章讨论了穿刺孔的一般原则，但每种手术的理想穿刺点将在每一章中详细描述。

手术前考虑造口的位置是很重要的。建议以标准的站位 / 坐位方式标记可能的造口部位，以便利用穿刺孔作为造口部位，尽量减少切口或瘢痕的数量。

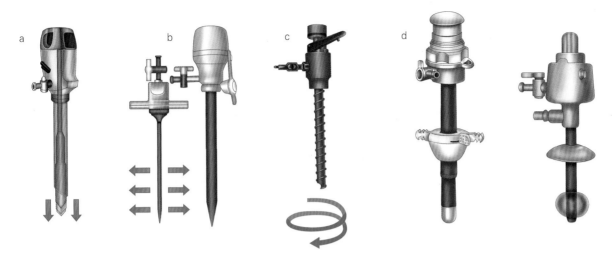

图 1.5　这里展示了不同种类的穿刺器，每一种都有自己独特的设计来固定腹壁，以防止手术时穿刺器滑入和（或）滑出腹腔。（a）刀片式或切割式穿刺器；（b）可扩展剪切式穿刺器；（c）螺纹式或带肋式穿刺器；（d）Hasson 式或缝合式穿刺器

肥胖者、身型较长者、血管翳者的穿刺位点改变

虽然腹部体型是手术当中需要面临的问题，而且微创手术无法对所有区域进行操作。但是，可以增加穿刺孔的数量，术前对于非常规体型的患者的穿刺部位适当进行调整是十分必要的。

- 在较高的患者（腹部较长）中，所有穿刺点都需要根据目标区域向头侧或者尾侧调整，后面章节中会详细描述。脐部与剑突或耻骨联合的距离会有明显差异，而且脐部并不总是位于两者正中间。
- 在肥胖或身型较大患者中，脐部通常位于较低的位置。在这种情况下，"脐部"观察孔的选择是在距离脐部头侧几厘米的部位。

后续穿刺点可以在气腹建立完成后决定。当腹部膨隆时，建立气腹所需的气体体积可能更大，并会增加腹壁的表面积。建立气腹后评估内表面积和病变部位，可能会有助于选择更合适的穿刺位置。

肠钳的类型

通常首选钝钳，以防止无意中损伤肠管。钝化解剖钳也是有用的，特别是将小肠转移至视野之外。抓握器有多种类型：齿形、波浪形、爪形、组织钳、无损伤钳等（**图 1.6**）。采取任何操作时都需要对组织进行必要的保护，而且应避免钳抓肠管，除非该肠管是标本的一部分。如果需要移动肠管，应使用无损伤钳。注意力度大小，以免对组织产生严重损害。接触面大的器械有助于分散肠管的压力，减少其损伤的风险。

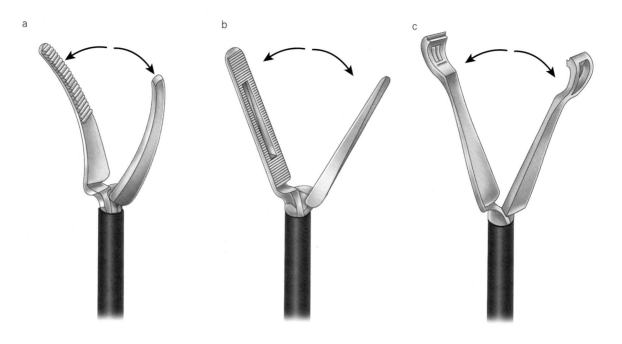

图 1.6 根据术者的习惯，可以使用各种类型的抓钳。每种抓钳都有不同的特点，可以根据情况进行精细的解剖、力度的控制或减少创伤。(a)无损伤弯钳；(b)无损伤直钳；(c)灯笼钳

移动肠管

检查肠管有无损伤的一个重要技术是腹腔镜下肠管的移动。"双手交替"移动并检查肠管（图1.7）。术者需要熟练地使用双手操作器械，记住双手在正常环境中活动的感觉：双手经常会互相交叉，以完成某些日常活动。有效地使用"双手交替"技术是高效、成功地完成腹腔镜结直肠切除术的关键。"双手交替"用于钝性推拉，也可用于抓取组织。术者需要掌握器械的真实长度来测量腹腔镜下的肠管长度。在克罗恩病患者的手术中，量化正常和病变肠管的长度可能是治疗的关键。

电设备

最常用的电设备是单极装置。单极装置主要是电流从设备传导到组织，通过患者身上的电极片返回到主机上。单极电流可以与专门用于此目的的电灼等设备一起使用。此外，电灼可以通过手柄上方的外部线连接到腹腔镜器械上，术中用脚踏板控制能量进行相应的操作。术者应小心谨慎地保持对脚踏板的控制。手术过程中应该始终是术者控制电极板。在手术过程中，应调高上述设备和信号激活的音量，有利于手术团队的所有成员都听到。与此同时，应该调小任何分散注意力的交谈和音乐声，避免疏忽无意的能量传递过程（注意事项 1.1）。

电极设备通常分为两种：电切和电凝。电切提供一个未调制的持续电流，而电凝提供一个调制的非连续电流。

解剖组织时使用电切模式，而组织凝血时使用电凝模式。此外，电切也可以采用混合模式，比单纯电切夹杂更多的电凝，但小于电凝强度。电凝模式也可以设置为电灼或喷凝模式。当电流从电极接触到

图 1.7 移动小肠可以测量剩余的肠管长度，识别病变部位，以及扭转或内疝。在处理肿胀的肠管时应特别小心，很容易损伤肠管。移动肠管有两种方法：（a）手风琴式移动：在不交叉双手的情况下，将远端肠管呈手风琴状一段接一段向近端移动；（b）双手交替式移动：右手与左手反复交叉，移动远端肠管

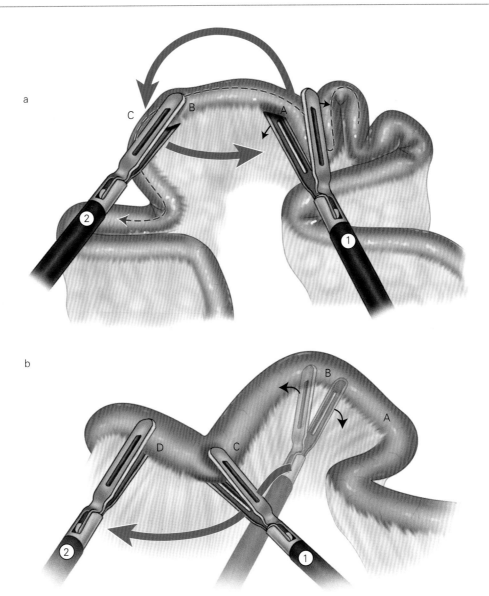

组织，而组织不是直接接触到该装置时，这种非接触式电凝可引发电灼。单极设备多种多样，包括电钩、电刀和电剪。虽然每种设备都可以快速地解剖手术层次，但术者容易忽视存在的热扩散和组织损伤的风险。

双极装置也常用于腹腔镜结直肠手术中（图 1.8）。在双极电灼装置中，电流从一个钳板产生经过激活的电极传递至另一个钳板，最后返回电极装置，产生电凝效果。注意手术过程中热效应的均匀分布和局限。双极装置的优势是无须在患者身上贴电极片进行组织的电凝。此外，双极装置也可以夹闭更粗大的血管，直径可高达 7mm，非常适合腹腔镜结直肠手术。

超声刀是腹腔镜结直肠手术中另一种常用的手术器械。超声刀利用 55 500Hz 的振动波使组织细胞氢键断离、组织凝固，产生类似于接触式单极或双极电灼对组织的切割效应。

电设备的选择对每个外科医师来说都是个体化的，这可能跟培训机构有关。尽管有许多电子设备可以协助外科手术，但它们只是外科医师的工具，并不能取代所有的外科技术操作和判断。对于术者来

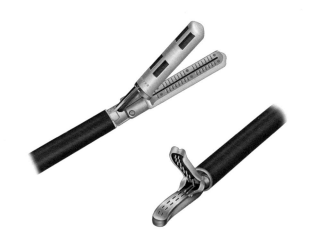

图 1.8　双极装置将热量分散于更宽的组织段，通常有一个刀片，用于干燥后切割组织

说，必须熟悉掌握所在医院的特定设备，不要因随意地动摇或被诱惑而使用新设备。此外，本书后述的电设备均指上述设备。

　　腹腔镜手术中的电损伤也并非罕见。除了外科医师操作不当外，设备自身功能障碍也会发生电损伤。当设备发生绝缘故障或直接耦合时，可能会发生电流泄漏。当这些损伤发生时，往往无法准确地判断识别。因此，没有一个方法可以准确评估这些电损伤（注意事项 1.2）。在使用电设备过程中全程监测，可以有效地预防电损伤，并及时发现电损伤。

　　如果覆盖活性电极的绝缘材料有缺陷，允许电流流向靠近缺陷绝缘材料的组织或其他器械，则会发生"散在"电损伤（图 1.9）。有证据表明，多达 15% 的腹腔镜器械有绝缘缺陷。在诸如电钩和电剪等专用单极设备中，绝缘失效的发生率更高。当来自活性电极的电流传递到与远离该电极组织的另一仪器时，可能会发生直接耦合。例如，电极无意中接触到另一个金属器械或金属穿刺器，电流将传导到与本器械或穿刺器接触的任何组织。整个手术团队应在术前熟悉并定期检查设备，并在手术过程中保持高度警惕。

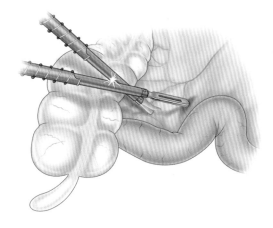

图 1.9　如果仪器没有适当绝缘，可能会发生电损伤。所有器械应在进腹之前进行检查，如果发现损坏应立即更换

术中肠镜检查

手术前几乎每一台择期的结直肠手术都会进行内镜检查。术者应术前评估肠镜报告和图像，判定病变部位、病变程度和是否存在多原发性病变是至关重要的。如果发现病灶不明确等情况，应重新进行肠镜检查，以制订全面的手术计划。

若腹部 CT 无法辨认肿瘤部位，需要进行术前病灶标记。除了盲肠和直肠，位于其他任何肠段的病灶，内镜定位都是不准确的。术者在进行腹腔镜手术中无法直接触及病灶，因此，需要有效的方法在术中直接看到这些病灶。病灶标记最常见的方法是染色剂标记。通常在病灶周围的 3 个区域进行标记，以确保在腹腔镜下可见到这些染色剂。若只标记一处，染色剂可能会隐藏在肠系膜内，影响术中观察。通常，染色剂应标记在靠近肛门的肿瘤远端，这有助于术者识别肿瘤下缘的距离（图 1.10）。

其他标记病灶的方式有钛夹定位，或者术中结肠镜定位。虽然钛夹在术中不会被看到，但可以通过腹部 X 线定位肿瘤部位。手术前行腹部 X 线检查，可以识别肿瘤所在肠段的大致区域。如果标记看不到，可以术中行结肠镜检查。这需要术前进行肠道准备。

如果术中需要内镜定位，由于肠腔内持续充气，腹腔内的视野将被完全遮盖，使得腹腔镜手术操作十分困难。可以通过以下方式进行解决：

- 尽可能缩短内镜检查的时间。
- 使用无损伤钳或其他钝性器械夹闭结肠或回肠末端，最大限度地减少肠腔内气体进入近端结肠和小肠。

如果没能阻止气体进入小肠，并且患者存在回盲瓣功能不全时（大约 30% 的患者），由于整个肠腔充满气体，可能被迫中转开腹。一旦确定了肿瘤所在区域，应该在腹腔内使用夹子或缝线标记病灶，以供手术参考。

切口 / 伤口保护器

在腹腔镜结直肠手术中，需要通过辅助切口取出标本。此外，体外进行吻合时也需要辅助切口。辅助切口的选择通常受到多种因素的影响，如：①需要切除的结肠；②吻合的类型；③患者的体型。使用现有的手助切口是一种常规选择。当使用手助切口时，应注意确保它与目标距离是否恰当。如果手助切口位于目标区域的正上方，此时解剖组织是十分困难的，手臂和手也会遮挡视线，影响解剖。

盆腔手术常用的切口是 Pfannenstiel 横切口。

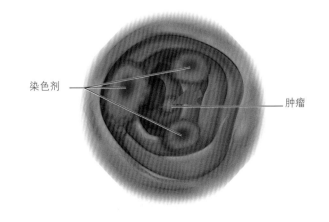

染色剂

肿瘤

图 1.10　在肿瘤远端，肠腔内 3 个部位内镜下定位

这种多用途的切口方便暴露盆腔，若需要额外的解剖，则该切口允许直视下在盆腔内切断肠管和低位肠管吻合。人们普遍认为，这种切口可降低疼痛感，而且更加美观。此外，与传统的正中切口相比，非正中切口可降低术后切口疝的发生率。如果需要中转开腹，则正中切口是首选。

无论选择哪种辅助切口，重要的是在移除肠段或进行吻合时保护皮肤边缘（图1.11）。伤口保护器可以很好地保护皮肤切缘，并已被证明可以减少手术区域的感染。伤口保护器的直径大小规格较多，腹腔镜结直肠手术一般采用8~10mm以及9~12mm两种规格的伤口保护器。在手术开始或结束前取出标本时，伤口保护器可以与手助装置一起使用。有些伤口保护器（通常与手助装置一起）在取出标本后可以重新建立气腹，这有助于气腹条件下进行吻合，或者肠造口过程中确保肠管没有扭转，或者在手术结束前完善止血。

关腹

10mm或以上的穿刺孔，在手术结束时需要关闭，以防止发生疝和嵌顿。有许多商业设备可以在腹腔镜直视下关腹（图1.12）。此技术的关键是确保在切口两侧的筋膜咬合牢固，并且筋膜要完全关闭。通常使用筋膜闭合器进行缝合。使用0号或2-0可吸收线关腹。将一个卡扣置于缝线的一端，然后与缝合线的另一端连在一起。助手利用其他穿刺孔牵拉缝线，将其拉入腹部。然后，将空的筋膜闭合器穿过筋膜的对侧。将缝线传递到空装置上，然后将其拉出切口。一般采用八字缝合，从左上至右上，然后再从左下至右下。

就像所有的手术一样，腹腔镜结直肠手术需要充分地预先考虑和熟悉设备。手术方法因外科医师的不同而有很大的不同，本书的目的是为各位同仁提供手术参考、技巧指导和注意事项，以保证手术的成功。

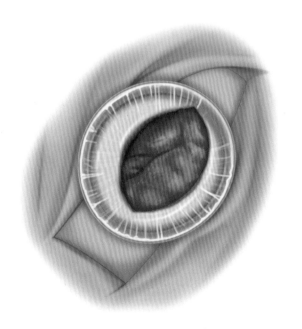

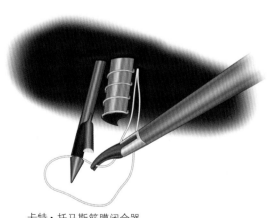

卡特·托马斯筋膜闭合器

图1.11　伤口保护器有利于切除标本或在适当情况下进行体外吻合。也可防止污染物进入皮下组织，降低伤口感染率

图1.12　在腹腔镜引导下，采用卡特·托马斯筋膜闭合器可将缝合线从伤口一侧传递到另一侧。通常可以在5mm腹腔镜镜头直视下完成

第 2 章 腹腔镜右半结肠切除术
Laparoscopic Right Colectomy

Raul M. Bosio，Sharon L. Stein
译者：郑民华，吴 超 校对：钟 鸣

摘要

腹腔镜右半结肠切除术包括末端回肠和右半结肠切除以及回肠结肠吻合。该术式适用于病变的末端回肠或右半结肠，例如肿瘤、肠扭转、动静脉畸形或者克罗恩病等。

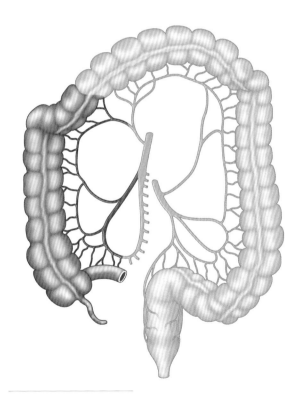

适应证

- 右半结肠良、恶性肿瘤。
- 末端回肠或右半结肠克罗恩病。
- 盲肠扭转。
- 肠缺血。
- 右半结肠憩室。
- 阑尾炎穿孔需切除结肠。

术前准备

- 结肠镜检查以确认诊断、相关解剖、同期病灶及定位染色（如果可行）。
- 恶性肿瘤术前分期：胸腹盆 CT 扫描，血清癌胚抗原等肿瘤指标水平检测。
- 预防深静脉血栓形成。
- 术前使用抗生素。
- 如果有指征，进行机械性肠道准备。

Raul M. Bosio
Division of Surgery, ProMedica Health & Wellness
Center, Sylvania, OH, USA

Sharon L. Stein (✉)
Division of Colon and Rectal Surgery, Department of
Surgery, University Hospital Cleveland Medical
Center, Cleveland, OH, USA
E–mail: Sharon.stein@uhhospitals.org

© Springer Nature Switzerland AG 2020
Sharon L. Stein, Regan R. Lawson（eds.），*Laparoscopic Colectomy*,
https://doi.org/10.1007/978–3–030–39559–9_2

手术步骤

- 体位摆放。
- 步骤 1：建立腹腔镜操作通道。
- 步骤 2：腹腔镜下分期及恢复正常解剖位置（必要时）。
- 步骤 3：病灶定位。
- 步骤 4：识别并离断回结肠血管蒂。
- 步骤 5：分离后腹膜平面。
- 步骤 6：识别并离断中结肠动脉。
- 步骤 7：离断横结肠系膜。
- 步骤 8：进入小网膜囊。
- 步骤 9：游离结肠肝曲。
- 步骤 10：游离侧腹膜。
- 步骤 11：游离末端回肠。
- 步骤 12：取出标本。
- 步骤 13：吻合。
- 步骤 14：关腹。

手术器械

- 5mm 穿刺器（3）。
- 12mm 穿刺器（1）。
- 12mm Hassen 穿刺器（1）。
- 30°腹腔镜镜头（1）。
- 腹腔镜无损伤钳（2~3）。
- 腹腔镜灯笼钳（1）。
- 腹腔镜波浪钳（1）。
- 超声刀 / 电铲（1）。
- LigaSure 腹腔切割闭合器（1）。
- 伤口保护器（1）。
- Hem-O-Lok 等血管夹。
- 管状吻合器（1）。
- 线型吻合器（1）。

腹腔镜右半结肠切除术的患者体位（**图** 2.1）。

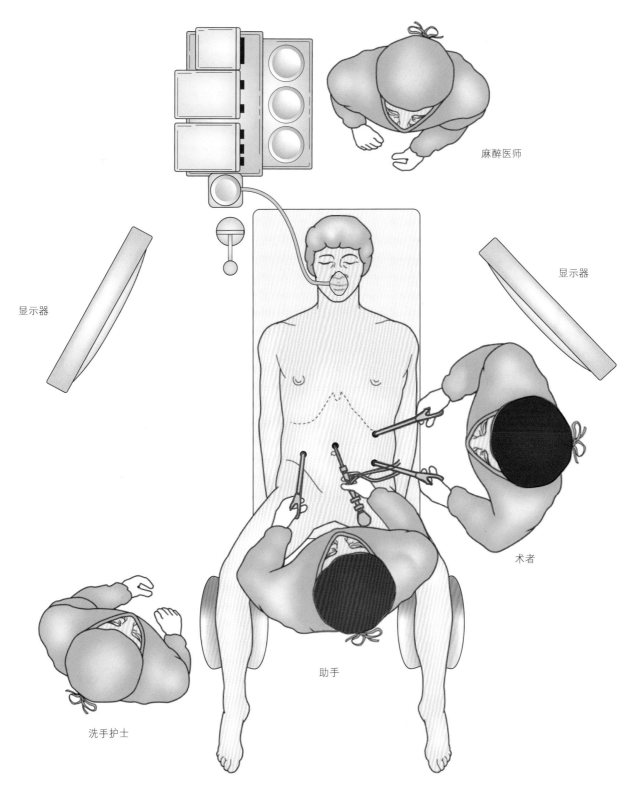

图 2.1　患者体位：患者处于改良的截石位，双手臂收拢于躯干两侧。所有线路 / 管路均从手术台顶部移开，以便术者可以在手术台周围移动。显示器放置在患者的左侧和右侧，屏幕朝向患者的头部

患者处于图2.1所示的改良截石位。双手臂收拢于躯干两侧以便术者站位及操作。如有必要，右手臂可放置在手臂板上。当分解腹腔粘连时，右手臂的外置可能限制术者的操作。

术者位于患者左侧。显示器放置在患者右肩旁，利于镜头、器械孔及病灶形成三角，助手通常位于患者两腿间。

手术步骤

步骤1：建立腹腔镜操作通道

通常选取患者脐上/脐部做穿刺孔。因为腹部多层组织结构在脐部较为固定，所以对于肥胖患者，Hassan进腹方式也相对简单。在预行穿刺处使用手术刀垂直切开皮肤，该穿刺孔在手术即将结束时通常会延长作为辅助切口，方便标本的取出。Kocher钳（血管钳）上提切口两侧皮肤，划开腹部筋膜，S拉钩牵开组织。提起并切开腹直肌后鞘和壁腹膜。通过观察腹腔内可操作的空间或肠管情况来确认是否可以进腹。建立气腹后，荷包缝合腹直肌前鞘以固定穿刺器（小贴士2.1）。

建立气腹后，可以通过镜头对观察孔下方的术野进行评估。在调整视野或移动肠管前可能发现损伤的血管和肠管，此时术者可以进行相应的识别、处理。

额外操作孔（直径5mm）应在腹腔镜下进行，根据腹部四分法置于右上腹、右下腹和左下腹（图2.2）。操作孔通常位于腹直肌鞘侧方（小贴士2.2）。

下腹部穿刺孔距髂前上棘外上方至少两指宽，减少术后对患者活动的影响。在脐上观察孔内置入10mm的30°镜头。助手站在患者两腿之间，右手

> ### ▶ 小贴士2.1　手术室内的沟通
> 建立气腹过程可能对患者的血流动力学产生影响，因此术者在建立气腹前，提醒麻醉医师。与麻醉医师的充分沟通有助于为可能发生的血流动力学不稳定做好准备。

> ### ▶ 小贴士2.2　肥胖患者的手术入路
> 肥胖患者的操作孔应置于更加靠近腹部正中的部位，以利于术者在上腹/中腹部的操作。此时穿刺置孔可能要经过腹直肌鞘，注意避免损伤腹壁下动脉。

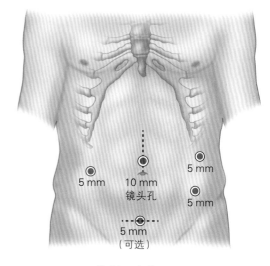

---- 辅助切口部位

图2.2　腹腔镜操作通道：观察孔位于脐部的10mm孔，扩大后作为辅助切口可用于标本的取出。其他5mm操作孔置于右上腹、右下腹和左下腹。根据术者的偏好选择标本取出部位，包括经观察孔的上正中切口或Pfannenstiel切口（下腹部横切口）

控制镜头，左手通过左下腹 5mm 操作孔置入操作钳辅助操作。术者站在患者左侧，通过右上腹和右下腹两孔进行手术操作。

步骤 2：腹腔镜下分期及恢复正常解剖位置（必要时）

疑似或确诊为肿瘤时，应在手术开始时先对患者进行腹腔镜下肿瘤分期。评估肝脏、腹壁和附件是否转移，评估小肠情况以及肿瘤是否局限，对任何可疑病变应进行活检。

疑似或确诊活动期克罗恩病时，腹腔镜下分期对术中、术后的诊疗计划均有重要的意义。自屈氏韧带至回盲瓣逐段检查小肠。应记录病变节段的位置和范围，并对病理性狭窄和梗阻做相应处理（小贴士 2.3）。

> **▶ 小贴士 2.3　如何检查小肠肠段**
>
> 提起横结肠系膜，从穿行在系膜下方的屈氏韧带开始逐段检查小肠。检查肠段时，应将其置于术野左上方，并将结肠从右下方移出术野，为手术的下一步操作做好准备。

> **▶ 小贴士 2.4　如何进行肠镜定位**
>
> 术前通过肠镜对病灶肠壁的 3 个方向进行标记，有助于手术中识别标记点。单点标记可能隐藏在厚厚的肠系膜或突出的网膜中无法识别。

对于有明显肠粘连或网膜–骨盆粘连的患者，需要复原正常的解剖结构。若末端回肠和右半结肠无法复原到正常的解剖位置，可能难以进行相关手术操作。最常见的粘连包括既往手术引发的前壁粘连、网膜–骨盆粘连或网膜–腹壁切口粘连，和小肠–右侧骨盆粘连（小肠与卵巢或输卵管黏附）。上述粘连在尽量避免损伤解剖平面的情况下，仔细地进行锐性分离（见第 10 章）。

步骤 3：病灶定位

肿瘤性病变时，术者应对病灶进行定位。如果腹部 CT 扫描不能清晰显示病灶部位，术前应在肠镜下染色对病灶进行标记（见第 1 章）。肿瘤的部位将决定切缘和血管结扎范围。如果对病灶范围或位置不确定，可在术中进行肠镜定位（小贴士 2.4）。

右半结肠癌时，应保证距癌近端和远端至少各 10cm 的切除范围，还应在近心端高位结扎相应血管以确保清扫足够多的淋巴结。对于盲肠肿瘤，要高位结扎血管包括回结肠动脉和结肠中动脉右支。对于肝曲肿瘤，应结扎回结肠动脉和结肠中动脉全部分支。

患者处于左低右高位（Trendelenberg 体位）。术者将抓钳置入左侧两操作孔内，能量平台下离断大网膜远端黏附，将其上翻越过横结肠，将大网膜拉至横结肠上方，塞入横结肠和肝脏之间。最大限度地移动大网膜以暴露升结肠、横结肠和结肠系膜。轻轻晃动或拽动横结肠系膜有助于大网膜远离术野。将小肠移至右下腹，暴露手术视野（图 2.3）。

步骤 4：识别并离断回结肠血管蒂

助手通过左下腹操作孔置入肠抓钳，提起盲肠，轻轻向右前侧腹壁牵拉，显露回盲瓣远端。即使对

图 2.3　病灶定位：患者处于左低右高位（Trendelenberg 体位），充分暴露右半结肠和末端回肠。将小肠从右下腹推离，显露右结肠系膜

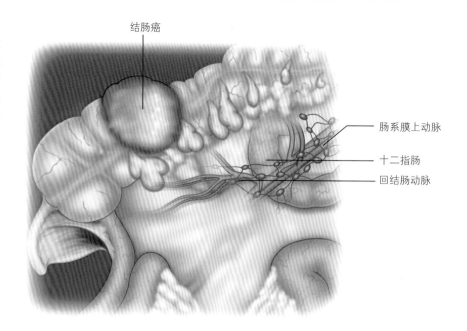

结肠癌

肠系膜上动脉

十二指肠

回结肠动脉

肥胖患者，此举也可暴露从肠系膜上动脉（Superior Mesenteric Artery，SMA）发出的回结肠血管蒂根部。

在某些情况下，横结肠和升结肠之间的粘连会阻挡术野。此时术者应仔细分离升结肠和横结肠之间的粘连，在网膜和肠系膜之间辨识二者之间的界线，或者从外侧中间入路进行分离解剖。

在回结肠动脉（Ileocolic Artery，ICA）下方、SMA 远端，电凝切开浅表的腹膜，切开方向应平行于 ICA（注意事项 2.1，图 2.4）。

回结肠动脉以下平面采用钝性分离。术者左手抬起游离后的 ICA，右手将腹膜后组织轻轻向下推离肠系膜，即可在不用电凝时也可清晰显露十二指肠。术者和助手在游离出的空间内寻找新的支撑点，对肠系膜组织形成更大的向上张力。此时，术者对具有张力的平面垂直向下进行"清扫"（图 2.5）。

后腹膜与右结肠系膜之间的 Todlt 筋膜完全分离后，即可离断 ICA。当建立后腹膜空间后，可以在 ICA 头侧暴露出无血管区域，此时十二指肠也能辨识。此空间充分展开后能保证 ICA 的 360° 全方位暴露（注意事项 2.2）。

离断 ICA 时可以根据术者的习惯选用合适的能量器械、结扎夹或吻合钉（见第 1 章）。离断血管前确保十二指肠不在该平面上。如果术者使用双极或超声器械，离断前避免过度牵拉 ICA。术者左手握持可以离断血管的器械，右手使用抓钳轻轻牵拉 ICA，防止张力过大（图 2.6）。右手的抓钳可以阻断血流，防止 SMA 或 ICA 离断后出血（小贴士 2.5，图 2.6）。

> ⚠ **注意事项 2.1**
>
> 在上述步骤中分离腹膜层面过深或过于靠近回结肠动脉可能会导致十二指肠电灼伤。因此，分离时稍远离回结肠动脉与肠系膜上动脉的分支处有利于避免十二指肠的意外损伤。

> ⚠ **注意事项 2.2**
>
> 对于冠心病患者，在离断 ICA 前轻轻触碰动脉。如果动脉发生钙化，应考虑其他离断技术，如血管吻合钉或血管套扎环离断。

图 2.4　将盲肠向前外侧牵拉，充分显露回结肠动脉和处于该血管下的平面。于此平面做一平行于 ICA 的切线，进入腹膜后平面

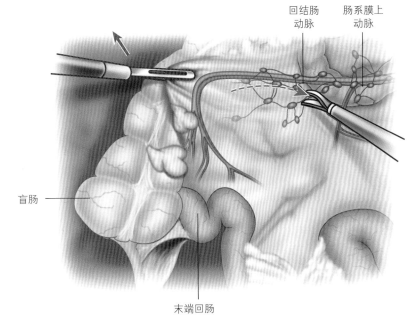

回结肠动脉　肠系膜上动脉

盲肠

末端回肠

图 2.5　在游离出 ICA 后，将腹膜后组织向下推动，显露肠系膜和后腹膜之间的无血管平面。术者和助手可以提起游离的肠系膜，显露后腹膜白线

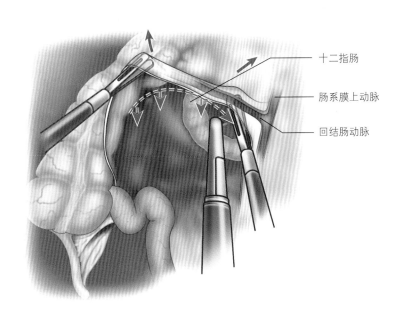

十二指肠

肠系膜上动脉

回结肠动脉

步骤 5：分离后腹膜平面

后腹膜和肠系膜之间有一条略微泛白的界线，这是后腹膜边缘，应当保留。在有对抗张力的前提下，将白色边界和后腹膜轻柔向下推。此时，如果没有良好的张力，可能会导致层次显露不清，此时术中要注意结肠系膜的完整切除，即 CME 原则。

某些情况下，可能需要电凝小血管以防止出

　小贴士 2.5　解剖变异

右结肠动脉（如果存在）常被认为是回结肠动脉或结肠中动脉的分支。但事实上 30% 患者存在发自 SMA 的右结肠动脉分支，此血管必须结扎。

图 2.6　右半结肠恶性
肿瘤患者，术中应通过
高位结扎的方式离断回
结肠动脉。结扎前必须
充分暴露十二指肠

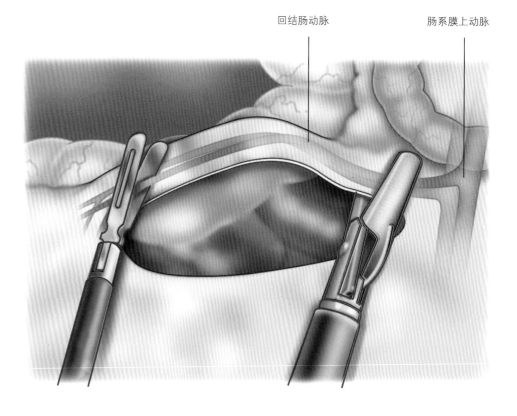

回结肠动脉　　　　　　肠系膜上动脉

血。肠系膜的血管走行垂直于结肠，因此应将与结肠平行的血管和后腹膜一起向下推离。如果发生出血或术野显示不清，说明在腹膜后平面层次太深，应该重新定位到更表浅的平面——正确的平面应是无血管且清晰的（小贴士 2.6）。

　　此处的操作可以采用接替法。术者将器械伸至平面深处以形成对结肠系膜的向上张力，然后由助手接替支撑，使术者进一步分离该平面。在分离过程中交替使用左右手器械可以使手术操作更加容易（小贴士 2.7）。

　　分离腹膜后平面应向上方和侧方延伸。向上方分离时，应确保在横结肠深面形成足够的空间，分离直到看到紫黑色区域——肝脏下方与小网膜囊之间的间隙。向侧方分离应在升结肠深面分离至 Toldt 线并显露侧腹壁。向深面分离应保证十二指肠清晰可见，防止其损伤。十二指肠和胰腺附近的手术操作要格外仔细，防止出血、损伤或术后胰腺炎。

步骤 6：识别并离断中结肠动脉（Middle Colic Arteries，MCA）

　　离断 ICA 并充分解剖腹膜后平面之后，助

> ▶ 💡　**小贴士 2.6　回结肠动脉离断时机**
>
> 完成腹膜后操作再离断回结肠动脉有助于维持术野对抗张力。但这也是精细的操作，尤其应当避免对回结肠血管蒂牵拉过度。

> ▶ 💡　**小贴士 2.7　如何使张力最大化**
>
> 相比于单纯地抓住或牵拉组织，将钝头抓钳张开呈 "V" 形可以保证张力最大化，也能避免组织意外撕脱。

手左手牵拉结肠系膜游离端，术者右手牵拉中结肠血管远端的肠系膜产生张力。此时在横结肠系膜以下和胰腺、十二指肠以上将出现辨认 MCA 的平面。此时应钝性分离，左手向下推开胰腺和十二指肠。分离完成后，术者可以对中结肠血管进行成束结扎或分别结扎。MCA 通常会有 3~5 个分支。

MCA 的离断范围因手术适应证而异。克罗恩病患者可以完整保留 MCA。盲肠癌患者可仅离断右支；对于升结肠或横结肠肝曲肿瘤，应从 SMA 发出 MCA 处离断。

对 MCA 右支近端结扎时尽量靠近 SMA，彻底清扫淋巴结。术者将横结肠系膜从小网膜囊附近提起，在 MCA 周围形成术野。使用器械（如超声刀等能量器械、Maryland 分离钳或者肠抓钳）识别 MCA 血管并裸化。如果血管走行较近，使用波浪式分离钳有助于精细解剖，并分出血管分支。结扎血管可以使用吻合钉或超声刀等能量器械（注意事项 2.3，图 2.7）。

此外，译者认为，由于胰头前方的 Henle 干变异类型多，走行复杂，位置不固定。因此，术者在离断结肠中动静脉后，要辨识 Henle 干及其属支组成结构（胃网膜右静脉、右结肠静脉和胰十二指肠上前静脉），避免不必要的出血。

步骤 7：离断横结肠系膜

结扎 MCA 右支后，术者应确定远端横结肠的切除范围，并用能量器械离断与之相连的结肠系膜。虽然这一步骤可以在体外进行，但体内离断肠系膜可防止将肠段拉出时对系膜造成牵拉和撕扯。由于横结肠系膜是结肠最为固定的部分，

> ⚠ **注意事项 2.3**
>
> 胃网膜静脉可能与结肠中静脉形成交通支。因为这些血管自小网膜囊发出，走行于术者视野后方，因此在术中可能很难发现。当在结肠中血管和十二指肠或胰腺之间操作时，必须防止这些交通支的撕裂。

图 2.7　与横结肠相连的肠系膜可以从游离缘进行垂直于横结肠的离断。在系膜离断过程中应仔细操作以确保不损伤结肠

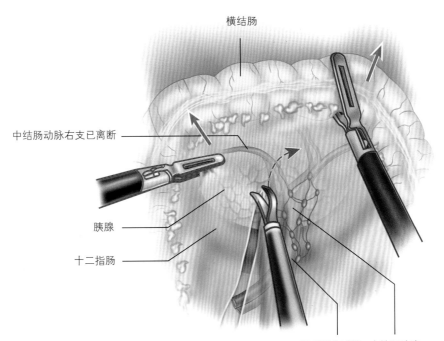

横结肠

中结肠动脉右支已离断

胰腺

十二指肠

肠系膜上动脉　中结肠动脉

这也有助于减小辅助切口的大小。

离断肠系膜时应垂直于结肠，以保留中段或远端横结肠的血供。助手抓住近端横结肠，术者右手牵拉远端横结肠系膜提供张力，左手使用能量器械离断系膜至裸化肠管（**图** 2.8）。

步骤 8：进入小网膜囊

术者提起并分离大网膜，进入小网膜囊。此时，助手左手牵拉结肠系膜尾侧。在此步骤中，术者可以使用双极钳或电凝剪进行操作（小贴士 2.8）。小网膜囊尽管较难辨认，术者仍能通过对横结肠系膜和大网膜在颜色和质地上进行区分，找到无血管平面。大网膜的两层都需要向上方游离，才能进入小网膜囊（**图** 2.9）。当术野内出现胃后壁和胃网膜血管时，此时已进入小网膜囊（小贴士 2.9）。

进入小网膜囊后，将此平面水平旋转，继续显露横结肠，避免损伤近端结肠。术者将大网膜向头侧牵拉，助手轻轻地向尾侧牵引结肠，形成平面，使结肠、分离平面和网膜均清晰可见（**图** 2.10）。

大网膜的游离范围至少与横结肠切缘相距 10cm，避免大网膜影响标本的取出或肠管吻合。

图 2.8 离断横结肠系膜。在确定横结肠远端切除范围后，术者可以使用双极器械离断横结肠系膜至结肠壁

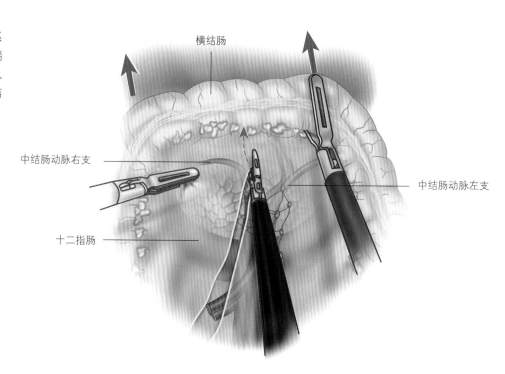

横结肠

中结肠动脉右支

十二指肠

中结肠动脉左支

 小贴士 2.8 使用剪刀还是双极钳？

双极钳便于切断血管和较厚的肠系膜，但它也会导致组织融合影响手术平面。术者可以尝试使用两种器械分别进行，采用效果最好的器械。

 小贴士 2.9 进入小网膜囊的较好入路

在镰状韧带中线区域最容易进入小网膜囊。在此区域，小网膜囊一般融为一层。

步骤 9：游离结肠肝曲

　　如果之前在 ICA 深面正确地分离肠系膜，在进入小网膜囊后，可以观察到较薄的紫色平面，这是与后腹膜的残留黏附。进入平面后，将肝曲完全与后腹膜分离。助手将肝曲推向尾端，显露出薄膜状的平面，用能量器械或电凝器械离断。该平面位于结肠下方，且不应带有任何的肠系膜（**图 2.11**）。

图 2.9　通过提拉分离大网膜和横结肠进入小网膜囊。助手牵住结肠近端提供张力。此时这个充满脂肪的平面会发生一些细微的改变，术者可以辨识这些变化完成分离

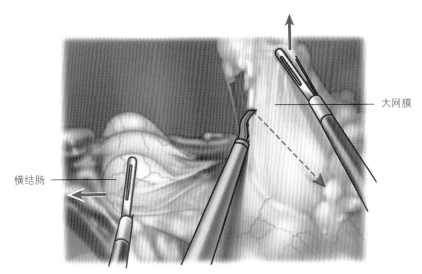

横结肠

大网膜

图 2.10　小网膜囊水平层面。将术野进行水平旋转之后，术者可以清楚地辨认大网膜、肠系膜和近端结肠。这可以避免在向近端分离时造成损伤

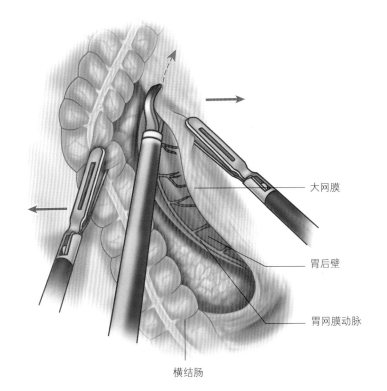

大网膜

胃后壁

胃网膜动脉

横结肠

步骤 10：游离侧腹膜

肝曲游离后，沿着 Toldt 线继续向下游离。术者将结肠从侧壁向中间牵拉产生张力，使用能量器械分离脏腹膜和壁腹膜交界处平面。分离过程中除非发现肿瘤侵犯结肠壁的外侧，否则分离过程中靠近结肠。张力足够的话，该平面也可以用电凝剪进行分离（小贴士 2.10）。

步骤 11：游离末端回肠

游离末端回肠、阑尾和盲肠时，患者重新处于左低右高位（Trendelenburg 体位）。从末端回肠开始分离，自下而上进行。将盲肠向内侧牵拉，使骨盆边的 Toldt 线产生张力，如图 2.11 所示。一般来说，Toldt 线会稍有卷曲，而不是呈一条直线（图 2.11）。

在盲肠下方，阑尾和末端回肠可能黏附在骨盆边缘。如果阑尾与骨盆严重粘连，可能会影响牵拉和手术平面的确定，因此在游离前应分离该处粘连。有时阑尾也会卡在骨盆深处，或者被卵巢和输卵管覆盖。患者处于角度较大的 Trendelenberg 体位有助于右下腹脏器的分离，使小肠离开骨盆，也便于术者在需要时可以向前牵拉卵巢。使用剪刀仔细分离阑尾上的所有附着，显露平面。术者右手握持剪刀，左手自由地牵拉组织，产生与侧腹壁对抗的张力。如果操作孔的位置足够低，术者可以自己牵拉盲肠，或者将盲

> **小贴士 2.10 Toldt 线**
>
> Toldt 线实际上是一处后腹膜的折叠。为了保证后腹膜完整，整条 Toldt 线都应该被保留并推向侧方，且应在 Toldt 线内侧进行电切。

> **小贴士 2.11 如果镜头角度不合适**
>
> 在手术过程中，有时术者或助手可能需要"倒转"操作或在镜头的反方向进行操作。应当尽量避免这种难以把控的操作。把解剖结构还原成上、下或侧位可能比单纯通过镜头观察术野更利于操作。

图 2.11　如果之前的分离充分，此时肝曲处应该只有极其薄的附着。在将结肠向下牵拉时，这些附着将清晰可见，术者可以采用能量器械进行切断

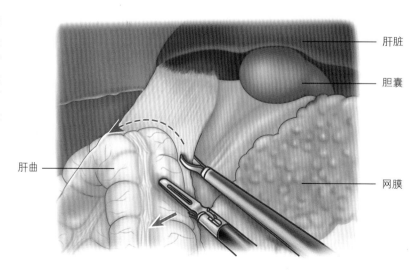

肝脏

胆囊

网膜

肝曲

肠交给助手牵拉（小贴士 2.11）。

另有一种情况，如果患者有阑尾切除手术史，盲肠可能会粘在前腹壁上，因此需要在术前仔细解剖并游离盲肠。使用张开的分离钳推开附着物，产生张力并展示无血管的黏附平面。

阑尾和盲肠完成侧方游离后，将盲肠向前腹壁和头侧提起，使后方组织具有张力。术者可以

注意事项 2.4

生殖血管和输尿管在靠近阑尾及末端回肠黏附的地方走行。为防止损伤，应垂直牵拉后腹膜进行分离。

从末端回肠系膜下方开始分离，分离平面应薄而无血管。与内侧分离平面不同，此处一般没有白线显示后腹膜与回肠系膜的界线。此处重点在于保持后腹膜的完整性，防止输尿管、生殖血管或下腹下神经受损，这些组织都位于腹膜后筋膜下（注意事项 2.4）。从侧方的 Toldt 线开始，在后腹膜上方轻轻钝性分离，即可以看到手术平面。

将组织持续牵离右下腹有助于识别正确的手术平面。末端回肠可以一直游离到十二指肠层面，以提供最大的活动范围。

当外侧再无黏附，内外侧在结肠深面贯通时，剥离结束。整个右半结肠应该是完全游离、没有附着的。需要注意的是，在开腹前，应检查腹腔有无出血迹象。

步骤 12：取出标本

用肠抓钳牵拉阑尾或盲肠，便于组织的拉出。抓钳应始终保持夹闭状态，直到通过辅助切口从体外提出该段肠管。

最常见的辅助切口是正中切口或 Pfannenstiel 切口。上腹部正中切口可使横结肠的延伸范围最大化（因为中结肠血管通常会限制结肠活动），然而，正中切口术后发生切口疝的概率较大。Pfannenstiel 切口可能具有更好的美容效果，但必须确保横结肠有足够的活动性，能够上拉至 Pfannenstiel 切口处。既往有腹部手术史的患者，可以使用原手术切口。

切口大小取决于病变的大小。大的肿瘤或脓肿可能需要更大的切口——即使结肠已经得到充分游离。

切口保护器保护皮肤和软组织以防止在取出标本和吻合肠管时污染切口。某些切口保护器也能根据切口的大小增加暴露范围（见第 1 章）。在切口周围放置无菌纱布防止污染。病变肠管脱出体外时，所有使用过的吻合器械都应放置在无菌区外。并及时更换手套以防止污染，降低伤口感染率。

用腹腔镜抓钳将标本移到切口处，用阑尾钳（Babcock 钳）牵拉住标本，并将其从切口拉出至体外。评估切除肠管的长度、切除范围、肠段血管等情况（小贴士 2.12）。用夹子、结扎线或能量器械离断拟裸化肠管周围剩余的肠系膜，直到肠管完全裸化。

步骤 13：吻合

通常使用双钉吻合技术，即两个 75～80mm 的直线型肠吻合器，先纵向后横向进行吻合。

将结肠和回肠按照侧侧吻合方式排列，在结肠对系膜侧切开肠壁全层。使用卵圆钳翻开肠段，确

保肠黏膜切开，用 Allis 钳钳夹对侧结肠的系膜。此时将吻合器的一端放入肠腔内，如**图 2.12**所示。

　　对末端回肠行小肠全层切开。再次用 Allis 钳钳夹对侧小肠肠系膜，将吻合器的另一端放入回肠肠腔内。

　　此时，吻合器完全进入小肠和结肠肠腔内。调整肠系膜的位置以确保在钉线内没有肠系膜组

 小贴士 2.12　切除肠管范围

为保证足够的肿瘤切缘，对结肠癌患者应至少切除病灶近端及远端 10cm 的肠段。对克罗恩病患者应切除至外观正常，无炎症、狭窄或鹅卵石样变的肠管，过度增加切缘并不会为克罗恩病患者带来益处。

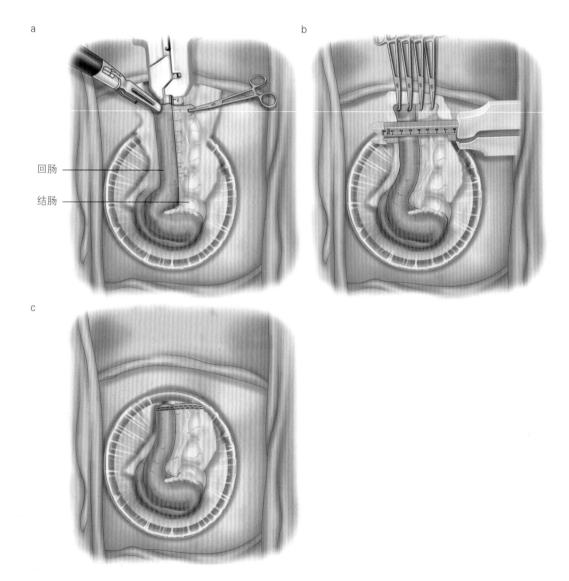

图 2.12　术者可以采用多种技术进行体外吻合。此处展示的是使用直线型吻合器的侧侧吻合（功能性端端吻合）。（a）在末端回肠和结肠上切开肠壁，伸入吻合器并激发；（b）另一把直线型吻合器横向切断回肠和结肠并完成吻合；（c）完成后的末端回肠 – 结肠吻合

织（因为钉线内的任何肠系膜都可能发生出血），最后激发，完成吻合。用干棉棒擦拭吻合口确保没有出血。如果有出血，用 3-0 可吸收缝线缝合加固。

将纵向吻合的前后钉线交错摆放，以防止横向吻合时出现重叠。用 Allis 钳夹住肠段，确保切开孔位于吻合范围外。将吻合器横向放置在 Allis 钳下方并吻合，观察吻合处有无出血，如果有出血，用 3-0 可吸收缝线缝合。移除标本后，避免使用过的吻合器污染无菌区，同时更换无菌手套。

步骤 14：关腹

辅助切口和所有 10mm 及以上的穿刺孔都需要关闭腹膜。此外也可以使用卡特·托马斯筋膜闭合器关闭穿刺孔（见第 1 章）。

特殊注意事项

手术入路的变化

右半结肠切除术的入路可因疾病进展、解剖结构和术者适应度而有所变化。如果炎症或疾病进展在内侧，选择头侧或外侧中间入路。这类疾病包括克罗恩病、肥胖患者或化脓性阑尾炎穿孔。如因肠扭转，盲肠动脉静脉畸形或克罗恩病需行回肠切除术的患者可不必完全游离结肠肝曲，此时可采取外侧入路。

腹腔粘连的患者，造成无法显示内侧平面，此时所有入路的理论和实践经验有助于术者在这些情况下的随机应变（注意事项 2.5）。

头 - 尾侧入路

头 - 尾侧入路开始时，患者呈头高脚低的左低右高位（反 Trendelenburg 位）。术者站在患者左侧，助手站在患者两腿间手持握观察镜。

首先提起大网膜并显露横结肠，在网膜平面融合的镰状韧带外侧进入小网膜囊。术者上提大网膜，助手向下牵拉横结肠；然后术者使用电凝剪或能量器械，仔细进行层次解剖直至显露胃后壁，此时进入小网膜囊。

当分离平面到达近端时，术者继续向患者右侧平面分离解剖。此时，助手反向牵拉分离平面近端的横结肠或肠脂垂，形成解剖平面，注意避免损伤胆囊。术者也将能量器械移至右手，用左手向内下方推动结肠。此时，用张开的肠抓钳推动结肠（非实际抓住肠段）可以防止损伤结肠。

在 Toldt 线处继续进行侧腹膜的分离。术者左手向内侧牵拉结肠，右手在 Toldt 线内仅几毫米处分离。当术者分离接近骨盆边缘时，可将结

　注意事项 2.5

入路改变的关键是对解剖层次的理解。如果中间入路前期未完成，此时在结肠后方进行外侧入路操作有可能会损伤十二指肠。

肠移至右上腹，手术入路改变为沿 Toldt 线的尾 – 头侧入路。

尾 – 头侧入路

尾 – 头侧入路可使术者观察到骨盆边缘的输尿管和生殖血管周围平面。术者右手牵拉盲肠和末端回肠（如图 2.9 所示），该组织结构可能冗余且增厚（尤其是存在炎症的情况下），因此要仔细操作以确保输尿管和生殖血管不受损伤。当脓肿或炎症影响肠系膜的深层结构并使层次紊乱时，更容易损伤输尿管和生殖血管。

外侧中间入路

外侧中间入路适用于盲肠良性息肉、盲肠憩室、肠扭转或克罗恩病等仅需行回盲部切除术的病变时。根据切缘及手术适应证，结肠肝曲可能不需要完全游离。根据病变不同选择适当的游离，方便术者在体内或体外进行无张力的吻合。

术者向上向内牵拉盲肠（如上述步骤 11 所示），此时后腹膜尚未与十二指肠分离。为避免损伤十二指肠，术者上提并向前、向内牵拉盲肠后，从下方开始，然后转向侧方对该平面进行分离。分离后的结肠可跨过中线向内侧牵拉，以显示十二指肠、肠系膜上动脉和回盲部血管蒂。此刻还未离断血管，应继续向内、向上解剖至十二指肠、胰腺和回结肠动脉根部。

一旦结肠上方、侧方和下方完全游离，术者就可以在腹腔内处理血管或通过辅助切口取出标本后处理血管。若使用腔内技术，需将升结肠和盲肠横向展开以显露回结肠血管蒂。类似中间入路，必须注意的是，在离断回结肠血管蒂之前避免损伤十二指肠。

用剪刀接能量设备将回结肠血管蒂裸化，然后用夹子、吻合器或能量器械将其离断。结肠中血管右支也可用类似方式进行裸化并离断。

克罗恩病

克罗恩病患者的肠管可能存在多处瘘管或脓腔，对其肠管的探查应从屈氏韧带至回盲瓣。使用抓钳作为参照物来测量肠管。在手术记录中描述正常和受累的小肠长度。

瘘管、粘连或严重病变的区域可通过腹腔镜探查。钝性与锐性分离相结合用于确定瘘管的位置，并将未受累肠管与原发病灶分开。相关技术将在第 10 章中进一步讨论。

克罗恩病中受累肠管的肠系膜可明显增厚。淋巴结肿大和炎症可能会增加血管结扎时大出血的风险。通常在处理"大血管"（回结肠动脉、结肠中动脉、肠系膜下动脉）前，需通过腹腔镜评估肠系膜以确定是否可以安全地使用能量器械或吻合器来离断血管。如果血管蒂看起来很厚并伴有明显的淋巴结肿大，那么腹腔镜能量器械可能无法完全阻断及凝闭血管。如果血管与周围淋巴结在肠系膜近端变薄，此时可选择近端结扎。但是，一旦发生出血，将难以控制。

当发现明显肿大的淋巴结时，采用外侧入路完全游离结肠和末端回肠，然后将结肠、末端回肠及系膜完整拖出体内。此时，在体外对肠系膜进行手工缝扎。

腹腔内吻合

腹腔内吻合的优势在于减少了标本取出口的大小并可将切口移至一更合适的位置，如下腹部横切口（Pfannenstiel 切口）。这样可能减少切口疝的发生率，但是会增加手术时间，即使熟练的外科医师完成腹腔内吻合也额外需要 20 ~ 30min（小贴士 2.13）。

腹腔内吻合步骤

- 定位拟吻合的结肠和小肠。
- 离断结肠和小肠。
- 固定线缝合（牵引缝合）。
- 肠管切开。
- 回肠 – 结肠吻合。
- 缝合回结肠共同开口。

定位拟吻合的结肠和小肠（图 2.13）

完成游离右半结肠后，术者可以使用高级双极设备在肠管周围特定位置分离末端回肠和结肠系膜。术者应将大网膜从横结肠上游离至距吻合钉线至少 12cm 以利于吻合。

离断结肠和小肠

从右下腹穿刺孔置入腹腔镜吻合器并离断小肠。通常情况下，离断小肠和结肠各需要一枚 60cm 的钉仓。吻合器应垂直于肠管放置，以减少血管裸化肠管长度及所用钉仓个数。离断后的标本放置在右肝上方，随后取出（小贴士 2.14）。

为了获得最大的手术操作空间，吻合应在右上腹完成。末端回肠和横结肠以顺蠕动方式靠近排列，两者应至少有 10cm 的重叠肠管。肠管在无张力下并行排列。此外，术者应检查肠系膜有无扭转。

小贴士 2.13　腹腔内吻合

耻骨上方的穿刺孔有利于实现腹腔内吻合。这个穿刺孔可以额外添加，也可以用右下腹穿刺孔替代。此外左下腹穿刺孔将扩大为 12mm，以利于置入腔镜吻合器。

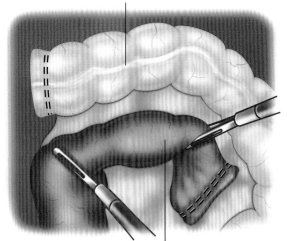

图 2.13　肠管重叠排列用于腔内吻合。吻合后，结肠和小肠以顺蠕动方式排列，无系膜扭转也无张力。吻合钉线间至少有 10cm 长的肠管重叠

固定线缝合（牵引缝合）

通过左下腹穿刺孔置入一根全长的 2–0 可吸收缝线。穿刺孔外用血管钳固定缝线末端。术者通过左上腹穿刺孔将缝针穿过距吻合钉 15cm 的小肠对系膜缘。同时，在距结肠吻合钉口约 3cm 处穿过结肠对系膜缘（图 2.14）。缝线再从穿刺孔牵出，用血管钳固定。这种牵引缝合将在吻合器进入小肠内时提供反向牵引力。

肠管切开

术者从左下腹穿刺孔置入电钩，在牵引线近端对系膜缘肠管切开结肠，确保切口处肠黏膜可见。切口大小仅容纳吻合器即可。在对应位置的小肠做一切口。助手为肠管切开提供张力。术者左手将结肠和小肠朝前腹壁上提，同时助手持牵引线反向牵拉形成张力（图 2.15）。

吻合口钉合

通过左下腹穿刺孔置入 60mm 钉仓的腹腔镜吻合器。同时，通过耻骨上穿刺孔牵拉并上提结肠，并通过 2–0 牵引线于腔外轻柔反向牵拉，

▶ **小贴士 2.14　多次钉合**

多次钉合可能会存在潜在的风险。钉合线交叉可能会导致局部血管血栓形成和吻合钉故障，并可能增加吻合漏的发生风险。垂直钉合肠管降低了需要多次钉合的风险。

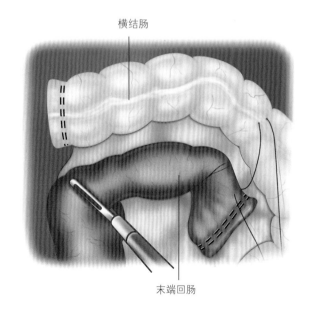

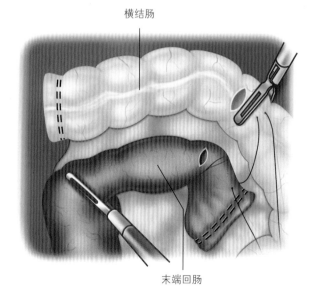

图 2.14　牵引缝合。一根长的 2–0 可吸收缝线穿过结肠小肠吻合口远端。尽可能多地将缝线放进腹腔，血管钳固定在穿刺孔外面的缝线末端。这将有助于肠管的固定以便吻合

图 2.15　肠管切开。电钩切开小肠和结肠。每次切开后要黏膜完全可见以确保吻合器完全进入肠腔内

形成张力。当吻合器进入结肠开口，松开抓钳并继续拉紧牵引线以利于吻合器进入结肠内。当吻合器一侧进入结肠后，逆时针转动吻合器朝向小肠。随后将小肠移动至吻合器旁，同时用抓钳帮助吻合器进入小肠开口。此过程中牵引线始终保持反向牵拉。当吻合器另一侧进入小肠后松开小肠。牵引线继续保持张力以便吻合器吻合肠腔且不扭转肠管（**图 2.16**）。

　　一旦吻合器两侧都插入肠腔，术者可朝前腹壁上提吻合器。此操作可使肠系膜在激发吻合器前远离吻合钉间。此时，当位置确定后，激发吻合器，完成吻合。

缝合回结肠共同开口

　　使用一根 20cm 长的 2-0 多股可吸收缝线于腹腔镜下缝合回结肠共同开口。第一层连续缝合，缝线保持张力以确保缝合妥当。术者通过左下腹和耻骨上的穿刺孔将缝线放置在共同开口近端并打结，然后全层连续缝合小肠。每次出针后，术者将缝线抓离肠管数厘米远并紧紧握住。肠抓钳用于向缝合方向牵拉以保持缝线张力，而持针器用于推抵肠管以收紧缝线（小贴士 2.15）。

　小贴士 2.15　吻合张力

在整个过程中，必须在连续缝合线上保持张力，以防止产生可能影响吻合完整性的缝隙。助手可以通过在进出针间握住缝线来协助保持张力。

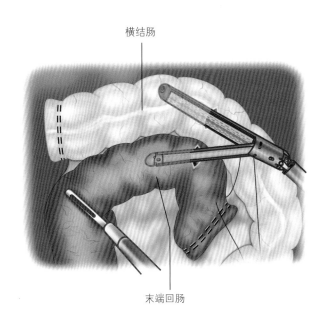

横结肠

末端回肠

图 2.16　放置吻合器。吻合器一侧放入结肠，随后将小肠移至吻合器另一侧。当吻合器两侧都已置入肠腔，牵拉牵引线使得小肠和结肠顺直，术者左手协助牵拉近端小肠

图 2.17　缝合共同开口。从近端向远端缝合共同开口，缝线放置在肠开口处并在近端打结，每次出针后牵拉缝线保持张力对防止吻合口漏很重要

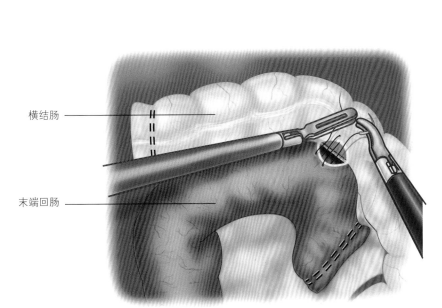

横结肠

末端回肠

随后，助手从左上腹穿刺孔用抓钳抓住缝线并向前腹壁上提肠管以保持张力。在肠切口远端，缝线再次被打结（图 2.17）。

第二次缝合使用剪至 12 ~ 14cm 长的 2-0 多股可吸收缝线，并在缝线末端放置 Lapra-Ty®（Ethicon）。Lapra-Tys® 形成了间断 Lambert 缝合，将张力均摊到多个缝针点并使缝合内翻。每次缝合后，应收紧缝线以维持合适张力，并确保缝合恰当。在缝合最后放置两个 Lapra-Tys。

当缝合完成时，冲洗该区域，防止腹腔感染。随后通过有切口保护器的下腹部横切口（Pfannenstiel 切口）取出标本。

第 3 章　腹腔镜横结肠切除术
Laparoscopic Transverse Colectomy

Govind Nandakumar，Tushar Samdani
译者：姚琪远，周易明　　　　校对：钟　鸣

摘要

　　腹腔镜下横结肠切除术适用于横结肠的恶性或良性病变。如病灶靠近肝曲或脾曲，建议行扩大右半结肠切除术或扩大左半结肠切除术。标准的腹腔镜横结肠切除术需对肝曲及脾曲进行游离，同时应注意保护剩余结肠的血供。

　　本章的内容主要有：扩大的左半 / 右半结肠切除术（以适应不同的横结肠病灶）以及标准的腹腔镜横结肠切除术的步骤。同时，也将对中结肠血管的 3 种手术入路进行回顾，即：

　　(1) 右半结肠切除后的延续（适用于横结肠近侧端病灶）。

　　(2) 左半结肠切除后的延续（适用于横结肠远侧端病灶）。

　　(3) 直接切除（自上向下或自下向上的入路）。

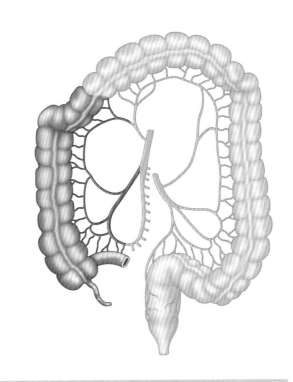

Govind Nandakumar（✉）
Department of Surgery, Weill Cornell Medical
College New York, New York, NY, USA

Tushar Samdani
Department of Surgery, Medstar Saint Mary's
Hospital, Leonardtown, MD, USA

适应证

- 良性或恶性的横结肠新生物。
- 横结肠憩室病。
- 炎性肠病（罕见）。

术前准备

- 术前需在结肠镜下于病灶远端 3 个象限内做标记。
- 恶性肿瘤术前分期：胸腹盆部 CT，血清癌胚抗原等肿瘤指标水平。
- 根据术者个人偏好选择是否做术前肠道准备，肠道准备的优点在于：
  (1) 便于处理结肠。
  (2) 可在术中进行结肠镜检。
  (3) 降低术后吻合口漏导致腹膜感染的风险。

手术步骤

- 体位摆放。
- 步骤 1：建立腹腔镜操作通道。
- 步骤 2：术中分期。
- 步骤 3：病灶定位。
- 步骤 4：评估切除范围。
- 步骤 5：右半结肠切除后对中结肠血管的处理。
- 步骤 6：中间入路中结肠血管结扎。
- 步骤 7：经网膜囊的自上向下（头侧）入路。
- 步骤 8：切除网膜。
- 步骤 9：游离肝曲。

- 步骤 10：游离脾曲。
- 步骤 11：切断肠系膜下静脉及左结肠动脉升支（对脾曲肿瘤）。
- 步骤 12：定位并切断中结肠血管根部：自上向下的入路（头侧入路）。
- 步骤 13：标本取出，切除吻合。
- 步骤 14：关腹。

手术器材

- 5mm 穿刺器（3）。
- 12mm 穿刺器（1）。
- 12mm Hassen 穿刺器（1）。
- 30°腹腔镜镜头（1）。
- 腹腔镜无损伤钳（2~3）。
- 腹腔镜灯笼钳（1）。
- 腹腔镜波浪钳（1）。
- 超声刀 / 电铲（1）。
- 伤口保护器（1）。
- LigaSure 腹腔切割闭合器（1）。
- Hem-O-Lok 等血管夹。
- 管状吻合器（1）。
- 线型吻合器（1）。

腹腔镜横结肠切除术中的患者体位（**图 3.1**）。

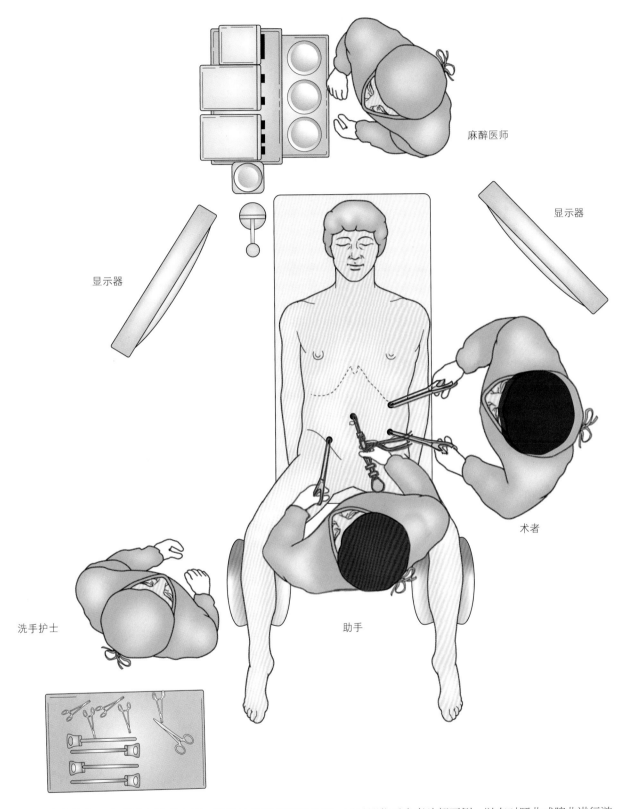

图 3.1　患者体位：术者站在患者左侧，助手站在患者双腿之间。显示器位于患者头部两侧，以在对肝曲或脾曲进行游离时均能有良好视野

患者取改良截石位（**图3.1**），双臂收于身体两侧。承压点、手指及小腿给予适当的衬垫，避免压迫损伤外周神经。由于护肩可能损伤臂丛神经，故不建议使用。可将沙包及布胶带置于躯干上，以防止患者在手术台极度倾斜时滑移。在消毒之前，可将手术台倾斜为角度较大的头低脚高位（Trendelenburg卧位）以确保患者固定良好。对多数患者进行复合的硬膜外或静脉导管自控麻醉。

术前腹部消毒的范围为乳头连线至大腿中部。保留会阴部通路以备术中进行肠镜检查。显示器位于患者两侧肩部上方，以使术者、显示器及病灶位置大致呈三角形。

手术步骤

步骤 1：建立腹腔镜操作通道（图 3.2）

使用开放式 Hassan 技术进腹并建立气腹后，立即探查腹膜腔，排除血管、肠道损伤。随后建立 4 个 5mm 的操作孔：每侧腹直肌外侧缘各 2 个穿刺孔，同侧 2 个穿刺孔之间间隔一个手掌的距离。耻骨上区域可根据具体情况另建一个穿刺孔，用于牵拉。

步骤 2：术中分期

检查腹腔的 4 个象限，评估是否有转移灶和 / 或术前未预见的病变。可疑病灶均需做活检。

步骤 3：病灶定位

进入腹腔时，需明确肿瘤的定位并确认手术方案。肿瘤的位置及性质（良性或恶性）将决定结肠的切除范围。切除肿瘤时，除需切除肠段外，还需离断肿瘤近侧及远侧的血管，以保证充分的淋巴结清扫。如是良性肿瘤，可行局部切除。

横结肠病灶的成功切除要求对肠系膜解剖结构有充分了解，以保证淋巴结清扫范围，以及吻合口两端肠管的血供。图 3.3（结肠血管解剖结构）展示了供应结肠的血管主干，以及边缘动脉。主干离断后，边缘动脉可维持侧支循环。

术者应当熟悉结肠血供的常见变异。一般而言，85% 的患者其右结肠动脉起源于回结肠动脉。55% 的患者的中结肠动脉有两支以上分支。

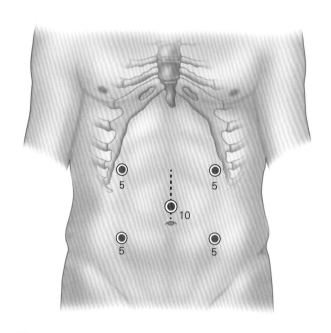

图 3.2　一个脐上 10mm 穿刺孔；腹部左上、右上、左下、右下象限各一个 5mm 穿刺孔。一般从脐上正中切口取标本，术者也可根据个人喜好选择其他切口

图 3.3 最常见的横结肠血管解剖。理解边缘血管的解剖，对横结肠切除术中保证吻合口的血供至关重要

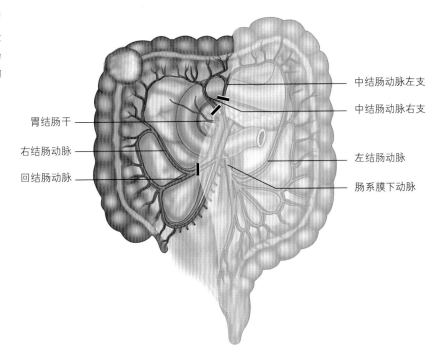

图 3.4 对于横结肠位置偏右的肿瘤，一般行扩大的右半结肠切除术，离断中结肠血管根部，行回肠 – 远端横结肠吻合。该吻合口需由左结肠动脉升支逆行供血

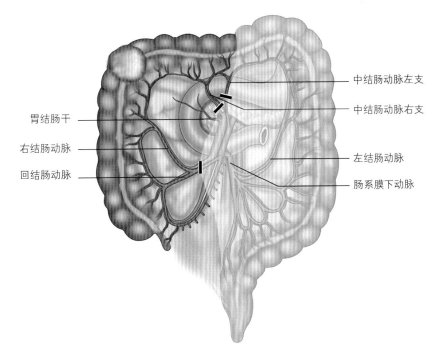

步骤 4：评估切除范围

中结肠血管右侧的癌灶，一般行扩大右半结肠切除术。扩大右半结肠切除术在右结肠切除后进行（见第 2 章），因病灶位于横结肠，需要在根部结扎离断中结肠动脉。扩大右半结肠切除术后，行末端回肠与远侧横结肠吻合。相较于结肠 – 结肠吻合及结肠 – 直肠吻合，回肠 – 结肠吻合的吻合口漏发生率更低（**图 3.4**）。

图 3.5　对于横结肠远端肿瘤，一般行扩大左半结肠切除术，需离断中结肠动脉右支及左结肠动脉。该手术要点在于如何将横结肠无张力下拉至乙状结肠或直乙交界处以完成吻合

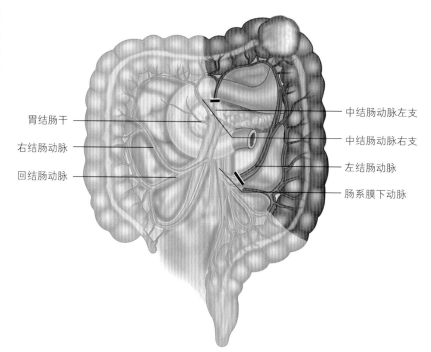

胃结肠干

右结肠动脉

回结肠动脉

中结肠动脉左支

中结肠动脉右支

左结肠动脉

肠系膜下动脉

图 3.6　结肠中段的病灶可以直接行横结肠切除术，回肠 – 降结肠吻合术。右侧结肠通常血供丰富，有回结肠动脉、右结肠动脉滋养。左结肠则主要依靠左结肠动脉升支滋养。完成结肠 – 结肠无张力吻合存在一定难度

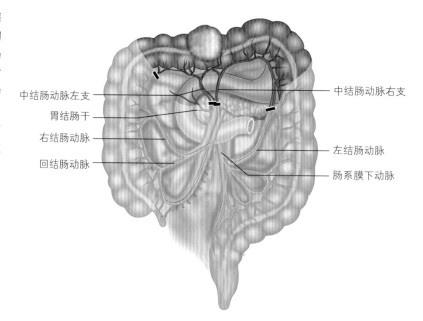

中结肠动脉左支

胃结肠干

右结肠动脉

回结肠动脉

中结肠动脉右支

左结肠动脉

肠系膜下动脉

　　如果肿瘤位于脾曲，需行标准的左半结肠切除术，离断中结肠动脉的中支、左支以及左结肠动脉（**图 3.5**）。切除后需游离肝曲，并行结肠 – 结肠吻合或结肠 – 直肠吻合。

　　当肿瘤恰位于中结肠血管上方时，需行标准的腹腔镜横结肠切除术（**图 3.6**）。

　　如肿瘤在腹腔镜下不易发现，且术前未标

 小贴士 3.1　肿瘤定位

如果内镜、影像学检查及术中均不能明确肿瘤的定位，不宜进行切除手术。应请内镜医师对患者的病灶重新进行标记，以免切错肠段。

记定位，需术中行结肠镜检查明确病灶部位（见第 1 章）。肿瘤位置可用其距肛缘的距离来描述，但该定位并不准确，尤当病灶位于结肠中段时。因此，肿瘤切除范围的确定有赖于其正确定位（小贴士 3.1）。

步骤 5：右结肠切除后对中结肠血管的处理

由于横结肠肿瘤的淋巴主要引流至中结肠血管，应对其在靠近肠系膜上动脉的根部处高位结扎离断。助手持横结肠系膜，向腹侧和头侧方向牵引。术者提起横结肠系膜，暴露中结肠血管，其在右结肠切除术时应已与十二指肠和胰腺分离（**图 3.7**，小贴士 3.2）。

术者右手持中结肠血管及横结肠系膜，左手将十二指肠及胰向下轻拉，在中结肠血管后方形成外科平面。应注意此处经网膜囊的胃结肠血管分支。这些血管撕裂可导致大出血，可能需要中转开腹（注意事项 3.1）。

中结肠血管一般分为 2 ~ 5 支。每一分支应当分别游离并依次离断。覆盖于血管表面的腹膜可

> **小贴士 3.2　中结肠血管高位结扎**
>
> 对于横结肠肿瘤，需要高位（根部）结扎离断中结肠血管以符合肿瘤根治的要求。

> ⚠️ **注意事项 3.1**
>
> 在结肠系膜后，在十二指肠及胰头前方平面进行游离时需十分仔细，勿损伤胃结肠共干（Henle 干）及其属支。此处可做钝性分离，但血管需辨认清楚，然后可选择保留或以能量器械离断。

图 3.7　扩大右半结肠切除术中，回结肠动脉离断后可继续展扩手术层面至十二指肠及胰腺表面，中结肠血管由此与网膜囊分离，并可对其右支、中支及左支进行切断

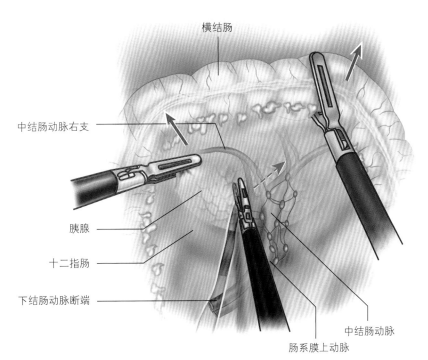

横结肠

中结肠动脉右支

胰腺

十二指肠

下结肠动脉断端

中结肠动脉

肠系膜上动脉

以用双极电凝切除。血管从系膜中游离后，用电能量器械多次凝闭或血管夹夹闭。不推荐使用切割闭合器，其可能损伤中结肠血管远端穿过横结肠系膜的屈氏韧带处的十二指肠。

依次游离切断血管分支后，此时接近屈氏韧带（屈氏韧带是中结肠血管左缘及横结肠癌清扫范围左侧界的标志），术中应当明确显露并保护。

步骤 6：中间入路中结肠血管结扎

如无须进行右结肠切除术，可在回结肠动脉上方、十二指肠外侧的无血管裸区做切口。该处是较为固定的解剖标志，即使肥胖者也可以此作为进入横结肠系膜后平面的标志。

可通过牵拉横结肠，张紧结肠系膜来定位中结肠血管（图3.8）。夹持中结肠血管两侧的肠系膜，向头侧及两侧牵拉，即可充分显露（小贴士3.3）。

确认中结肠血管后，可在回结肠血管和中结肠血管之间的结肠系膜处切开（图3.9）。保持适当的张力，左手提起中结肠血管，右手在小网膜囊内仔细解剖，将中结肠血管游离。分离中结肠血管时可在其主干处直接进行游离，也可在血管分叉处对各分支分别进行游离，具体视该血管的变异类型而定。双极血管凝闭装置可用于血管蒂的离断。向腹侧牵引横结肠系膜有助于中结肠血管的游离，并能降低肠系膜上动脉（SMA）意外损伤的风险。

> **小贴士 3.3　Ole 步骤**
>
> 上提并展开中结肠血管的操作称为 Ole 步骤。经左右两侧腹的穿刺孔上提并张紧横结肠系膜，以利于术者仔细游离中结肠血管的每个分支。

图 3.8　Ole 法。助手与术者左手各提一侧中结肠血管两侧的肠系膜，使其远离后腹膜，便于将其与网膜囊分离

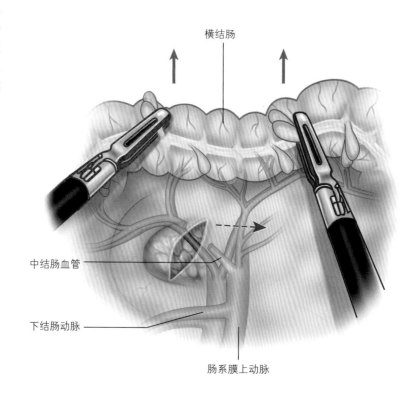

横结肠

中结肠血管

下结肠动脉

肠系膜上动脉

图 3.9　对中结肠血管
的处理一般经十二指肠
及胰腺前方进行

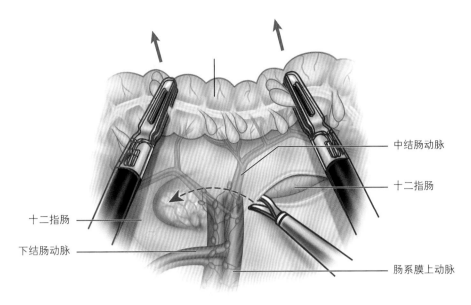

中结肠动脉

十二指肠

十二指肠

下结肠动脉

肠系膜上动脉

　　术者可在结肠系膜处向肝曲继续游离结肠。和右半结肠切除术一样，此过程中隐约可见一标志着后腹膜组织的白线，需通过对抗牵拉使其贴向背侧。术者提起肠系膜，将白线下方的后腹膜组织推向背侧。助手可协助向上牵拉肠系膜。分离操作应始终在横结肠下方进行，向上外侧达肝脏，向内至胰腺和十二指肠。

步骤 7：经网膜囊的自上向下（头侧）入路

　　一些术者更习惯采用自上向下的头侧手术入路。该入路首先打开网膜囊，先游离横结肠系膜，继而离断中结肠血管。由于中结肠血管一般较短，分支较多且密集，部分术者认为该入路可提供更清晰的术野。此外，由于血管离断是该术式的最后一步，如发生出血，可经中结肠血管上方的辅助切口进行开放血管缝扎止血。

步骤 8：切除网膜

　　对于横结肠肿瘤，一般将网膜连同标本一并切除。网膜切除的程度取决于肿瘤的位置。与肿瘤粘连的网膜应随肿瘤一并切除。另外，对于浸润至肠壁外的较大肿瘤，网膜内可能有种植转移灶或淋巴结转移，故也应一并切除。

　　需确认并游离网膜的远端粘连附着点。术者位于患者左侧，以网膜中点融合处作为切断起点。注意不要损伤胃网膜动脉而影响胃的血液供应。助手站在患者双腿之间，经右下象限的穿刺孔上提网膜。

　　术者右手暴露网膜，确认胃网膜动脉，并向腹侧提拉网膜；左手以双极电刀在胃网膜动脉尾侧开始切断网膜。在此过程中右手不断移动以抓持网膜切缘。胃后壁暴露后即可进入网膜囊。此时，术者牵拉网膜以充分暴露胃及胃网膜右动脉，助手提拉网膜切缘，将其向患者右侧、尾侧牵拉（小贴士 3.4）。

　　在分离过程中应始终确保结肠清晰可见。结肠冗长症、结肠扭转等可导致结肠固定于网膜。如助手无法充分暴露并理顺结肠，可能在切断网膜时损伤结肠。

当分离至肝曲时，需注意胆囊的位置。如患者既往有胆囊切除术史，网膜可能粘连在肝脏表面。如胆囊仍在原位，其可能与网膜背侧或结肠相连。虽然胆囊损伤后可以对其进行切除，但本术式意不在此，应当多加注意。明确胆囊位置后，沿其边缘进行网膜分离，直至网膜游离缘，以完成网膜切除。

步骤 9：游离肝曲

此时，结肠肝曲可从后腹膜提起并游离。在结肠下方、十二指肠外侧应有一无血管平面。术者更换手术器械，左手进行分离操作，右手持双极／单极电凝（**图3.10**）。结肠系膜的游离缘位于十二指肠外侧，应将其仔细分离，随后将结肠轻轻提起向尾侧牵拉，显露手术平面。待肝曲完全游离后，再以双极电凝分离结肠系膜游离缘，而其前缘在Toldt线处的融合则在结肠前外侧进行离断。

在标准的横结肠切除术中，为充分游离肝曲，需将右半结肠外侧缘的附着处完全游离直至到达盲肠及末端回肠水平。如要保留右半结肠，则不必游离内侧缘的附着。详见第2章相关内容。

步骤 10：游离脾曲

游离肝曲后，术者站立于患者左侧，对脾曲进行游离。

从之前切断的网膜游离缘开始解剖，识别并保留胃网膜左动脉，同时显露并保护胃后壁后，使用双极电凝横断网膜。助手使用右下象限穿刺孔抓持网膜并保持其张力（**图3.11**）。

> ▶ 💡 **小贴士 3.4 高效离断**
> 电凝切断的同时移动另一手的夹持位置可以提高操作效率，抬高手术平面以提供持续牵拉效果。术者以右手牵拉结肠，左手进行离断，或能提供更好的术野暴露。

图3.10 向下方及深部牵拉结肠，以暴露结肠与肝脏之间的手术层面。横结肠肿瘤侵犯肠壁全层时，需将网膜与标本一同切除

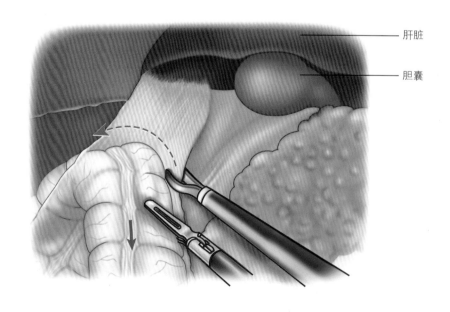

肝脏

胆囊

图 3.11　进入网膜囊后，手术层面向脾曲不断延伸，以对其进行彻底游离

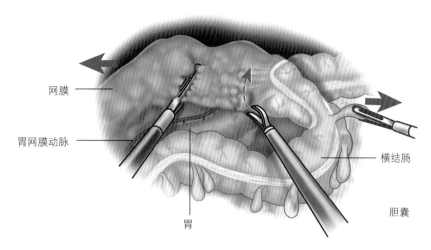

网膜

胃网膜动脉

横结肠

胃

胆囊

　　该操作中，除大网膜可随标本一起取出外，其余步骤与其他手术中游离脾曲的方法类似（见第 4 章）。术者左手提拉胃，右手切断网膜，助手牵拉网膜，应始终注意并保护胃后壁。接近胃短动脉时，切除方向从胃转向结肠。助手理顺并拉直远端横结肠，充分显露术野，以确保不会因结肠冗长而导致意外损伤。

　　脾曲游离过程中，应特别注意不要过度牵拉而将张力施加于脾脏，否则可能导致脾包膜撕裂。游离时尽可能贴近脾曲附近结肠，避免偏离手术平面，同时保证有充分的肿瘤切缘。向腹侧、尾侧小心牵拉结肠可提供适当的张力。任何肠系膜或网膜组织均应以双极电凝镊完全离断，以防出血。离断后的组织向左上象限牵拉，暴露手术区域。任何可能有背侧出血风险的组织都应在切断前进行凝闭。

　　与游离肝曲时相同，标准的横结肠切除术需将左结肠外侧缘沿 Toldt 线离断，直至乙状结肠，以使脾曲充分游离（图 3.12）。

　　网膜完全游离后，结肠的前缘及上缘成为游离缘。此时，结肠后缘仍有附着物，需要进一步分离离断。结肠后缘附着于胰腺下方、屈氏韧带外侧。术者将结肠向盆腔牵拉，以双极电凝分离胰腺下方的薄层组织（图 3.13）。该操作可暴露手术层面深部的 Gerota 筋膜，并使结肠向中线

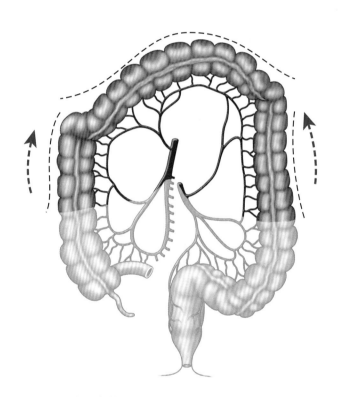

图 3.12　标准的横结肠切除术需要游离全部横结肠与左右两侧腹膜的融合处，以及结肠肝曲、脾曲

　　小贴士 3.5　改善暴露

先离断结肠外侧腹膜，可牵拉结肠向内侧翻卷，以提供更好的术野暴露。

图 3.13　横结肠系膜背侧在胰腺下缘的附着处。需切断该附着处以完全游离脾曲

脾脏

胃

胰腺

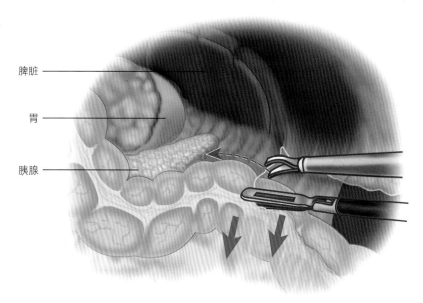

侧翻卷，有利于手术操作（小贴士 3.5）。

步骤 11：切断肠系膜下静脉及左结肠动脉升支（对脾曲肿瘤）

对于结肠脾曲肿瘤，从根治角度出发，需在胰腺下缘处对肠系膜下静脉进行高位离断。术者从内侧将左侧结肠系膜向外提起，暴露十二指肠悬韧带及肠系膜下静脉。通常结肠系膜与十二指肠悬韧带之间以薄层组织连接，可用电凝离断，使二者完全分离。术者提起回结肠静脉，对其进行定位。随后在肠系膜下静脉（SMV）深面切开腹膜，左手提起 SMV 使之于胰腺下缘充分显露，可用双极电凝多次激发将其离断。继续拓展手术层面至中结肠动脉，于十二指肠上方进入网膜囊。肠系膜应与对应的切除肠段一并去除，以确保淋巴清扫的彻底性。

从内侧继续向远端进行游离，暴露肠系膜下动脉与主动脉间的分叉处。标准左半结肠切除术要求对肠系膜下动脉进行高位结扎（见第 6 章）。对于横结肠近侧段的病灶，可完整保留左结肠动脉；对于横结肠中段病灶，则需切断左结肠动脉的升支。

于肠系膜下静脉下方切开腹膜后，术者以左手将结肠系膜牵向腹侧，同时，沿 Toldt 线将后腹膜组织向下推拔并向外侧拓展间隙。将肠系膜下动脉与其上、下支分离，并对其左支进行评估。在切断整条肠系膜下动脉前，需先确认并保护输尿管（见第 6 章）。术者可根据个人习惯选择双极电凝、血管夹或切割闭合器离断该血管。

步骤 12：定位并切断中结肠血管根部：自上向下的入路（头侧入路）

头侧入路的操作完成后，只剩中结肠血管还未处理。向前上方牵引结肠，可暴露中结肠血管（图 3.14）。先前的操作已经形成了中结肠血管近端及远端的平面，切开该平面后进行游离。一些术者倾向于先将血管与其下方的组织分离，再经由头侧入路将其切断。此外，也可采取自右向左的手术入路，具

图 3.14　横结肠完全游离后，结扎切断中结肠血管。此为结肠最后的连接部位

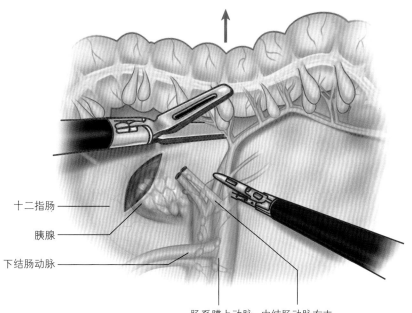

十二指肠

胰腺

下结肠动脉

肠系膜上动脉　中结肠动脉右支

体见第 2 章。

采取头侧入路时，将结肠向下牵拉，暴露中结肠血管（小贴士 3.6）。术者可从右侧将后腹膜组织从血管上提起，继而确定血管近端的裸区（位于十二指肠降部），再将血管远端的十二指肠升部游离。中结肠血管的游离十分重要，由此可以确保肠系膜上动脉、十二指肠及后腹膜组织不受损伤。

术者右手将血管提起，远离后腹膜组织；左手用双极电凝离断中结肠血管（注意事项 3.2）。

步骤 13：标本取出，切除吻合

横结肠切除术中的吻合具有挑战性。一般情况下，只有在标准左半结肠切除术中，才会使用圆形吻合器，否则因切端太靠近结肠近端，不适用此法。一般经脐上做辅助切口，在腔外进行吻合。

标本取出和腔外吻合均经由脐上辅助切口进行。置入切口保护套后（**图 3.15**），取出游离的

> **小贴士 3.6　中结肠血管结扎**
>
> 结扎、切断中结肠动脉前，需对其进行充分暴露和确认。处理该动脉时，避免损伤肠系膜上动静脉。

> **注意事项 3.2**
>
> 离断中结肠血管不能太靠近根部，需保证离断处距肠系膜上动静脉主干有充分距离，以确保血管凝闭失败后有足够长度的血管断端结扎止血。

> **小贴士 3.7　检查血供**
>
> 吻合前需检查近远端肠管的血液供应情况。肠段近侧端及远侧端均需以止血钳夹住，但仅在切除部位夹持。血管以 Metzenbaum 剪刀剪断。如果血供较差或没有动脉搏动，则需要切除更多的结肠，直至血供正常。

横结肠。离断剩余肠系膜并检查两侧切端的血供（小贴士 3.7），距肿瘤 5～10cm 处以线性切割闭合器离断结肠。

　　术者可根据习惯选择用吻合器进行侧侧吻合或功能性端端吻合，也可手工缝合进行端端吻合。标本取出后可直接送病理科进行大体检查，或在手术室切开标本以确认切缘处是否充分（对于结肠癌，切缘需 5cm 或以上）。关闭辅助切口，重新建立气腹，检查术野，彻底止血。肠系膜孔无须进行常规关闭。

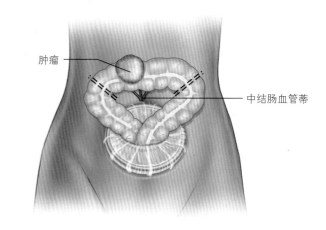

图 3.15　取出横结肠需要完全游离肝曲与脾曲。结肠 – 结肠吻合可在体外进行，手工缝合或使用吻合器均可

步骤 14：关腹

　　辅助切口和所有 10mm 及以上的穿刺孔都需要关闭腹膜。此外也可以使用卡特·托马斯筋膜闭合器关闭穿刺孔（见第 1 章）。

第 4 章　结肠脾曲游离
Splenic Flexure

Kevin R. Kniery, Michael J. Mulcahy, Scott R. Steele
译者：俞旻皓，黄轶洲　　　校对：钟　鸣

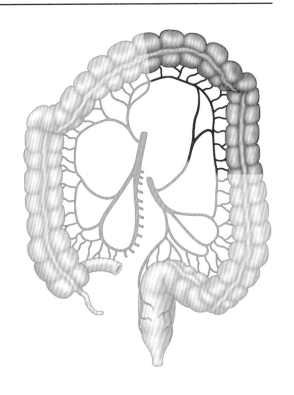

摘要

腹腔镜下游离结肠脾曲可以在左半结肠切除术或直肠切除术中进行肠段的无张力吻合，或者确保降结肠或乙状结肠有足够的长度进行结肠造口。

手术适应证

左半结肠切除术或在盆腔实施肠管吻合。

手术入路

考虑到结肠脾曲与脾脏、胰腺、胃、输尿管和主要

Kevin R. Kniery
Department of Surgery, Madigan Army Medical
Center, Tacoma, WA, USA

Michael J. Mulcahy
Tripler Army Medical Center, Honolulu, HI, USA

Scott R. Steele (✉)
Department of Colorectal Surgery, Digestive Disease
and Surgery Institute, Cleveland

© Springer Nature Switzerland AG 2020
Sharon L. Stein, Regan R. Lawson (eds.), Laparoscopic Colectomy,
https://doi.org/10.1007/978-3-030-39559-9_4

血管结构的密切关系，即使是经验丰富的术者，腹腔镜下结肠脾曲的游离也具有挑战性。随着腹腔镜下操作经验的增加，术者会发现腹腔镜下游离脾曲比传统开腹更加容易。在传统开腹手术中，视野的局限性和患者身体条件的差异会给脾曲游离造成一系列困难。

本章将介绍 3 种最常用的脾曲游离方法。尽管术者可能更偏好使用某一种方法，但学习掌握全部 3 种方法对于术者来说是十分必要的，因为患者个体的差异性可能要求采取更简单的手术入路。

- 前（小网膜囊）入路：通过胃结肠韧带进入并以小网膜囊为起点。
- 外侧入路：首先游离腹壁外侧，类似传统的"开放手术"入路。
- 内侧入路 / 肠系膜下静脉入路：从屈氏韧带处的肠系膜下静脉下方或骶骨岬处的肠系膜下动脉下方开始，由内向外分离。

手术步骤

与其他章节不同，本章并没有介绍完整的操作方法，而是强调了游离脾曲的各种手术方式。同时，回顾了相关的解剖、定位和手术技巧，通过多种方式安全地游离脾曲。

应当注意的是，游离脾曲并不是在所有的左半结肠切除术或者在盆腔实施肠管吻合时必须进行。如果结肠冗长，或者在直肠切除术中，根据需要可以省略此步骤。小样本的回顾性研究比较常规脾曲游离与未游离时的并发症、吻合口漏和肿瘤学预后，结果均无差异。对于许多患者来说，脾曲游离可以提供充足的肠管，从而防止吻合口张力。术者需要熟悉并精通该术式的多种手术入路（图 4.1）。

患者处于截石位（图 4.2），双臂收拢。如有必要，可将左臂放在手臂板上。但是，收拢双臂可以优化人体工程学，并有利于随时移动腹腔镜机器。

反向 Trendelenburg 卧位是前入路的首选体位，便于初步探查胃结肠韧带和小网膜囊。

对于外侧入路，首先将患者处于 Trendelenburg 卧位，然后向右侧倾斜，使内脏下移到右上象限，暴露肠系膜根部。

对于内侧入路或肠系膜下静脉下方入路，首选将患者处于 Trendelenburg 右倾卧位以便进入十二指肠 – 空肠交界处的第四部分和肠系膜下静脉内侧（小贴士 4.1）。

图 4.1 脾曲术中示意图。脾脏位于结肠脾曲上方，通过脾结肠韧带与其紧密附着。横结肠和降结肠之间的小肠等组织可能会影响手术视野的暴露。大网膜也可能会遮挡手术视野，增加手术操作难度

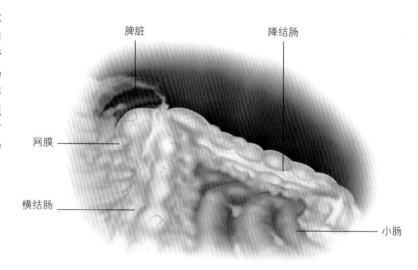

脾脏　　　　　　　降结肠

网膜

横结肠

小肠

结肠脾曲游离术中的患者体位（**图** 4.2）。

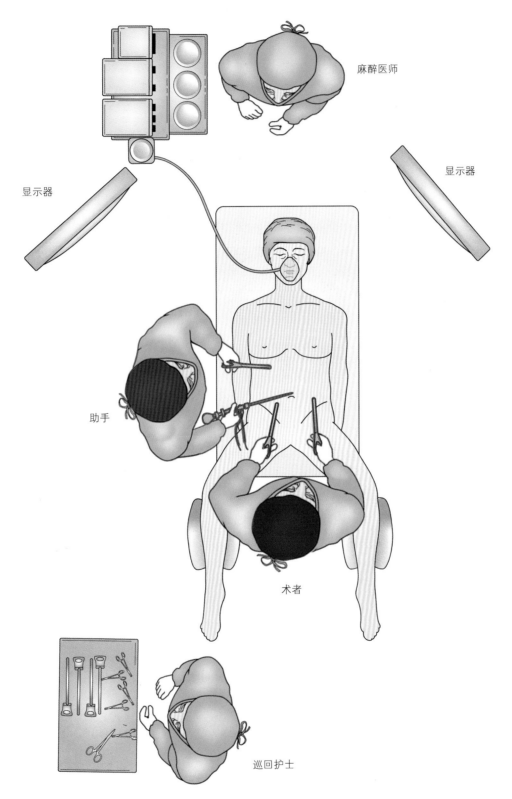

麻醉医师

显示器

显示器

助手

术者

巡回护士

图 4.2　患者体位：患者处于截石位，向右侧倾斜，呈反向 Trendelenburg 卧位，双臂收拢于躯干两侧。腹腔镜打孔方法与常规打孔方式相同。显示器位于患者左肩上方，以便术者和助手进行手术操作

术者常规位于患者右侧。但在高个或肥胖的患者中，术中需要在患者双腿之间进行手术操作，以完全游离脾曲（小贴士4.2）。助手通常也位于患者的右侧或两腿之间。

手术步骤

前（小网膜囊）入路（图4.3）

前入路开始于胃结肠韧带，进入小网膜囊。这样能够在直视下识别关键的解剖结构和分离结肠。一旦从脾脏和胰腺游离出部分结肠，即可经外侧入路游离剩余的降结肠（小贴士4.3）。

> ▶ 💡 **小贴士 4.1　肥胖患者穿刺孔的选择**
>
> 对于肥胖患者，穿刺孔稍微向内移动，以免失去提起结肠所需的支点。

> ▶ 💡 **小贴士 4.2　术者位置的改变**
>
> 不要害怕改变术者、助手或患者的位置。保持良好的人体工程学有助于在紧张而长时间的操作期间最大限度地减少压力并提高注意力。

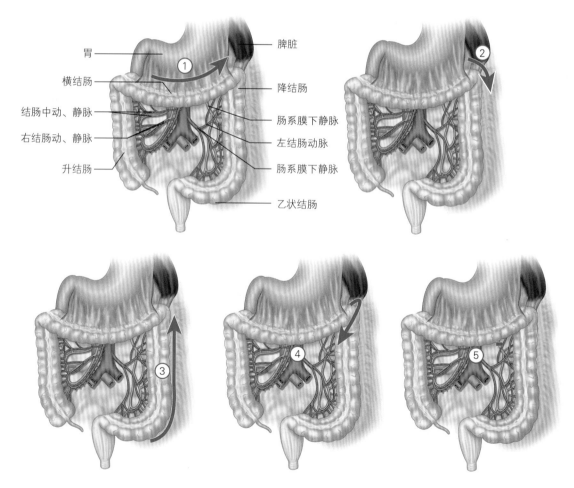

图4.3 脾曲游离的前入路步骤。①打开胃结肠韧带，进入小网膜囊（蓝色）；②分离脾结肠韧带（绿色）；③在Toldt线处进行外侧部游离（橙色）；④腹膜后游离（红色）；⑤选择性结扎肠系膜下静脉（粉红色）

患者体位

患者处于反向 Trendelenburg 卧位，并右侧倾斜位。术者位于患者双腿间，助手位于患者右侧。

步骤 1：游离胃结肠韧带

首先松解大网膜与腹壁或盆腔之间的粘连。然后将结肠向下方牵拉，通过在镰状韧带左侧的中点附近分离胃结肠韧带，进入小网膜囊。该处的两层网膜融合在一起（小贴士 4.4）。

大网膜前部和结肠下部需要张力。助手抬高大网膜，术者通过右下腹穿刺孔从尾部牵拉结肠，使用剪刀或超声刀游离该平面。

小贴士 4.3　放大手术界面

如果大网膜和结肠未处于张紧状态，不要过度牵拉暴露感兴趣的解剖结构，而是将腹腔镜靠近该部位，通过放大作用进行观察解剖。

小贴士 4.4　进入小网膜囊

在与结肠平行的平面上进行解剖，防止在大网膜上形成狭窄的深窗口，从而限制了该平面的可视性。如果该平面难以打开，则朝着镰状韧带向近端解剖可能会有所帮助。

正确的解剖平面是无血管的，仅能看到结肠和大网膜之间的颜色或质地的微弱变化。对于向心性肥胖者，正确的平面可能难以看清。这种情况下，可以先解剖大网膜的前层，然后解剖第二层（图 4.4）。

进入小网膜囊后，旋转 30° 腹腔镜，使解剖平面保持视野水平。助手将网膜头部朝向患者的头部牵拉，术者将结肠保持在距解剖区域稍远的位置。这样构建的解剖平面便于术者在解剖中观察到大网膜和结肠。此时，可以牵拉结肠，防止在解剖过程中对结肠造成意外损伤（图 4.5）。

当胃后壁以及胃网膜血管清晰可见时，便进入了小网膜囊（注意事项 4.1）。此时，游离大网膜

图 4.4　结肠和大网膜之间的平面。术者从尾部牵拉结肠，助手轻轻地牵拉大网膜的前部和头端。大网膜和结肠网膜之间脂肪的细微变化提示进入小网膜囊的正确平面

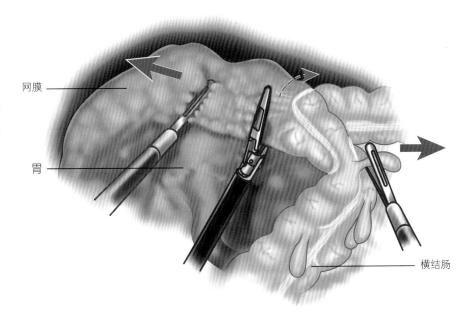

网膜

胃

横结肠

上方，结肠和结肠系膜则保留在解剖平面的下方。胃后壁或胰腺通常有无名血管的细小连接，需要离断。

步骤 2：游离脾结肠韧带

在结肠和大网膜之间构建平面后，继续从远端将结肠与大网膜分离，暴露脾下极。此步骤需要防止脾脏过度紧张，导致脾脏撕脱损伤。从解剖平面下方牵拉结肠以清楚地观察到结肠壁，继续靠近结肠进行解剖。尽量避免牵拉脾结肠韧带，以免损伤脾脏（注意事项 4.2）。双极电刀有助于防止烧灼的侧向扩散、过度张力和腹膜后出血（图 4.6）。

步骤 3：游离外侧附着物 /Toldt 间隙

切开脾结肠韧带并且完全游离脾曲处结肠后，远端横结肠朝骨盆方向下移。此时，解剖平面沿着降结肠外侧的 Toldt 线向盆腔进行。可以按照自上而下或自下而上的方法进行解剖游离。在 Toldt 线内侧解剖可以防止解剖平面过深而进入腹膜后组织。此时内侧牵拉结肠有助于解剖游离（图 4.7）。

步骤 4：游离腹膜后附着物

脾曲在分离腹膜后附着物后才能完全游离。向下方和内侧牵拉游离的结肠，暴露沿胰腺下缘附着的胰结肠韧带（小贴士 4.5）。Gerota 筋膜的

> ⚠️ **注意事项 4.1**
>
> 胃通常比想象的要近，并且可能与后腹膜粘连。需要仔细解剖，松解粘连。

> ⚠️ **注意事项 4.2**
>
> 如果在解剖过程中发生脾脏撕脱伤，可采用以下几种方法进行止血：
> 高能烧灼、纱布压迫、放置凝血物品、脾切除术或改为开腹手术。

图 4.5 构建水平解剖平面。切开胃结肠韧带进入小网膜囊。观察胃后壁可以确认小网膜囊。助手提起大网膜头部，术者则将结肠保持在解剖区域的远端。构建的水平面可在同时观察到大网膜和结肠的情况下进行解剖

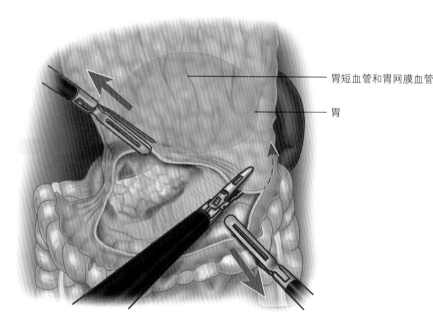

胃短血管和胃网膜血管

胃

图 4.6　进入小网膜囊。游离脾曲时，必须小心操作以防止意外的脾包膜撕脱伤。解剖平面刚好离开结肠，防止由于双极电凝的侧向扩散而损伤结肠。术者在上方游离大网膜，助手尽量避免牵拉脾结肠韧带。术者牵拉结肠，以确保结肠和肠系膜保留在解剖平面的下方

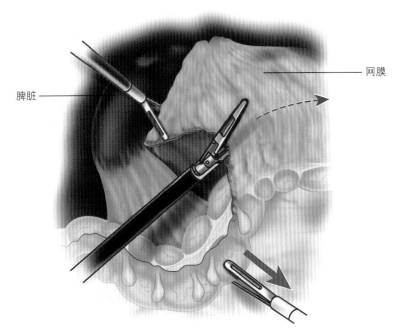

前侧和腹膜后的膜状附着物可能会导致游离的结肠无法以无张力状态到达骨盆。这些附着物在离断过程中可能会出血，因此需使用双极电刀或超声刀解剖。应注意确保胰腺处于正确的解剖位置，并且不会向头侧收缩。游离肠系膜下静脉外侧和上方的附着物，此时，结肠可无张力伸向骨盆（图 4.8）。

步骤 5：离断肠系膜下静脉（可选）

肠系膜下静脉（IMV）是公认的解剖标志，由上向下走行于十二指肠 / 屈氏韧带的第 4 部分外侧。在胰腺下缘处游离肠系膜下静脉为结肠无张力到达骨盆提供额外的长度。如果肠系膜下静脉没有离断的情况下结肠已有足够的长度，并且由于肿瘤学原因而无须离断肠系膜下静脉，则可以考虑保留肠系膜下静脉（图 4.9）。

术者用肠钳将小肠拉出左上象限以识别屈氏韧带后，抬高屈氏韧带，确定空肠近端外侧的肠系膜下静脉。

靠近十二指肠 / 空肠交界处有一个无血管平面，为进入肠系膜下静脉下方的腹膜后腔提供解

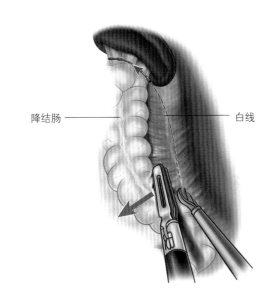

图 4.7　Toldt 线。向内侧牵拉结肠露出 Toldt 线。解剖平面刚好在 Toldt 线线的内侧，以防止由于双极电凝引起的侧向扩散而损伤结肠。术者向下牵拉结肠，在靠近结肠处解剖。助手尽量减少对脾结肠韧带的牵拉，这将有助于大网膜处的游离

> ▶ 　　**小贴士 4.5　腹膜后组织**
>
> 将抓钳夹在横结肠和降结肠上，并向尾部牵拉，更好地观察腹膜后组织。通过拉伸后腹膜，可以更好地观察纤维组织并更容易将其离断。

图 4.8 腹膜后附着物
的游离。向下方和内侧
牵拉已游离的结肠，暴
露出胰结肠系膜附着
物。胰尾正好位于附着
物的上方，避免在胰腺
下方解剖游离

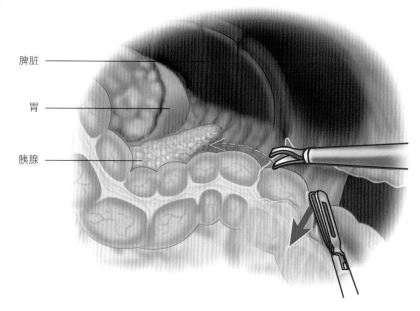

脾脏

胃

胰腺

图 4.9 肠系膜下静脉
（IMV）的离断。为了
最大限度地游离脾曲，
在紧靠胰腺下缘下方行
肠系膜下静脉高位结
扎。助手用肠钳牵拉
小肠，术者抬高屈氏
韧带以识别空肠附近
的 IMV。此时，抬高
IMV 有助于用能量器
械、夹子或缝合器离断
IMV

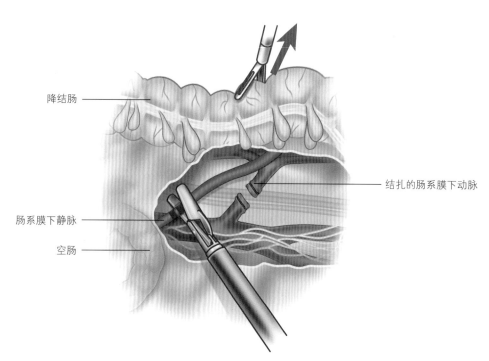

降结肠

结扎的肠系膜下动脉

肠系膜下静脉

空肠

剖窗口。在肠系膜下静脉下方和上方建立无血管窗，轻轻抬高肠系膜下静脉，该平面向近端延伸至胰腺
的下缘，用超声刀、夹子或缝合器在胰腺下缘离断出肠系膜下静脉，此时肠系膜下静脉还保留几厘米的
长度。

外侧入路（图 4.10）

对于因克罗恩病而引起肠系膜增厚或肠系膜脓肿的患者，由于难以在无血管平面内分离肠系膜附着
物，并且存在出血和肠系膜血肿的风险，因此首选外侧入路。该方法本质上是围绕脾曲以逆时针的方式

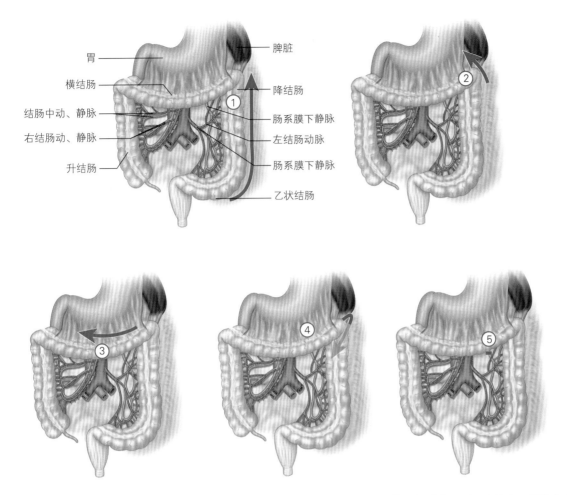

胃
横结肠
结肠中动、静脉
右结肠动、静脉
升结肠

脾脏
降结肠
肠系膜下静脉
左结肠动脉
肠系膜下静脉
乙状结肠

图 4.10　外侧入路的步骤：①沿 Toldt 白线向上解剖结肠外侧面（红色）；②解剖脾曲周围（绿色）；③进入小网膜囊并打开胃结肠韧带（黄色）；④腹膜后解剖（橙色）；⑤可选择性离断 IMV（粉红色）

从下到上解剖。在整个解剖过程中，术者将解剖平面处于适当的张力下，使结肠向内侧移动。

解剖始于 Trendelenburg 卧位的左下象限。术者位于患者两腿之间，助手位于患者右侧。

步骤 1：游离外侧附着物 /Toldt 线

术者用左手轻轻地将降结肠向内牵拉，暴露 Toldt 线。右手使用电剪，小心地向脾曲方向解剖该平面。正确的解剖平面在 Toldt 线内侧的一个细胞层。随着解剖的进行，CO_2 进入这个正确平面，使解剖变得容易。该平面应完全无血管。

创建无血管平面后，缓慢地将整个左半结肠向内侧移动。从乙状结肠骨盆边缘的附着物开始解剖，可以使整个左半结肠完全处于内侧，并清晰地观察到 Toldt 线。在解剖的远端，可以看到腹膜后的输尿管和生殖血管。在解剖过程中，解剖始终靠近结肠，防止误入 Gerota 筋

 小贴士 4.6　手术距离不足

加长的无损伤钳有助于防止脾曲过度紧张或意外损伤。

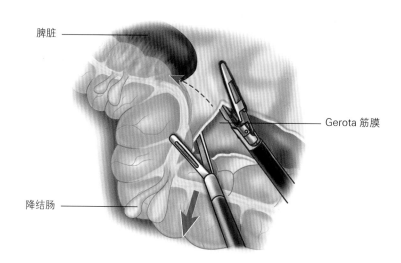

图 4.11 Toldt 线和 Gerota 筋膜。术者左手牵拉降结肠，右手用电剪解剖。正确的平面恰好位于 Toldt 线内侧。第二条外侧 Toldt 线将连接到 Gerota 筋膜后面的腹膜后腔。避免在肾脏下方进行解剖

膜后的腹膜后腔（**图** 4.11）。

　　随着解剖的进行，常规肠钳的长度很难达到脾曲（小贴士 4.6）。为了避免过度牵拉脾脏周围组织造成脾脏损伤，术者可以选择位于患者双腿之间或更换加长的肠钳。

步骤 2：游离脾结肠韧带

　　避免过度牵拉脾结肠韧带处的脾脏。脾曲过度弯曲、高位脾曲或深部脾曲使得探查结肠变得困难，增加了在解剖过程中损伤结肠或胃的风险（注意事项 4.3）。此时，术者将游离的降结肠部分向前方的腹壁抬起，有助于识别解剖平面并防止脾脏张力。

　　在保持靠近结肠以确保正确平面的同时，很难保证充足的视野以防止结肠壁损伤。使用双极电刀或超声刀有助于减少小血管结扎不完全的出血风险，从而有利于减少出血并改善视野。

　　结肠在脾结肠韧带周围紧紧围绕，至横结肠部分时伸直。通常，在脾结肠韧带的外侧有朝向前腹壁的前侧附着物。这些附着物的解剖不会影响脾曲游离，但可能有助于改善视野。

步骤 3：游离胃结肠韧带

　　游离出脾结肠韧带后，解剖可以重新定向至前入路或继续从外侧向内侧入路（小贴士 4.7）。前入路包括腹膜后解剖和选择性 IMV 横断。

　　处于左上腹的胃靠近结肠和脾脏。采取外侧入路时，应注意确保胃远离解剖平面。

> ▶ ⚠ **注意事项 4.3**
>
> 避免对脾曲施加过多的内侧张力至关重要。应当考虑从脾脏处轻柔地牵拉结肠，而不是用力拉动，造成脾脏包膜的撕裂出血。

> ▶ 💡 **小贴士 4.7　手术入路的交替进行**
>
> 如果手术解剖变得更加困难，可尝试在横结肠和降结肠／结肠外侧附着物之间交替进行手术操作。

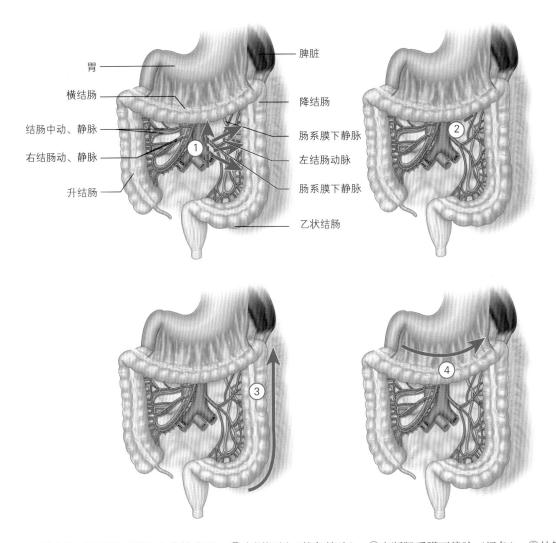

图 4.12　内侧入路 / 肠系膜下静脉入路的步骤：①内侧解剖（蓝色箭头）；②离断肠系膜下静脉（绿色）；③外侧解剖（橙色）；④胃结肠韧带游离（黄色）

内侧入路（图 4.12）

内侧入路始于骶骨岬处肠系膜下动脉的内侧至外侧入路的延续。这种方法首先离断血管（肠系膜下动脉、左结肠动脉和肠系膜下静脉），在内侧识别关键结构，并保留外侧附着物进行牵拉。通常内侧入路被认为是一种较困难的脾曲游离方法，解剖层次可能会意外解剖至胰腺下方（小贴士 4.8）。

患者处于斜向右侧的 Trendelenburg 卧位。小肠被移至右上象限以暴露肠系膜的根部。术者位于患者右侧，助手位于患者两腿之间。

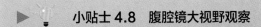　**小贴士 4.8　腹腔镜大视野观察**

将腹腔镜远离解剖部位以获取"鸟瞰"视角可以帮助识别平面，尤其是在解剖困难时，大视野观察腹腔情况是十分必要的。

步骤 1：游离肠系膜下动脉处的肠系膜

离断肠系膜下动脉，并在骶骨岬处创建内侧平面后，术者在该平面朝头侧方向进行解剖游离。在 Toldt 筋膜前方进行解剖，输尿管和生殖血管保持在解剖平面下方。解剖平面下方可见腹膜后筋膜的光泽表面（**图 4.13**）。

在腹壁侧方和上方同时进行钝性分离。当解剖平面位于后腹膜时，术者使用钝的抓钳将肠系膜拉向腹壁，肠钳牵拉有助于增加肠系膜张力，以便钝性分离时将后腹膜与肠系膜分开。此平面位于 Gerota 筋膜和肾周脂肪的前方，呈现紫色的腹膜后组织（**图 4.14**）。

此方法的关键步骤是识别胰腺下缘，并确保在胰腺表面前方进行正确的解剖。前方的平面是无血管区域，能够观察到从结肠系膜和腹膜后脂肪组织到胰腺的细微变化（注意事项 4.4）。

随着头侧入路解剖的进行，术者需要注意到肠系膜下静脉的走行，并将其与肠系膜一起拉紧。根据肠段切除范围和肿瘤边缘，使用夹子、缝合器或电刀离断肠系膜下静脉（注意事项 4.5）。

> ▶ ⚠ **注意事项 4.4**
>
> 不要急于在小窗口内进行解剖。保持解剖平面足够宽阔，保证光线可以更好地观察到正确的无血管平面。

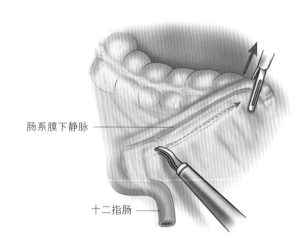

图 4.13 肠系膜下静脉下方的解剖。助手可通过提拉 IMV 提供张力，有助于在 IMV 下方进行解剖。腹膜从左结肠动脉向上延伸直至屈氏韧带，平行于 IMV，并位于其深部

图 4.14 肠系膜后方的解剖。术者和助手抬高结肠和结肠系膜，将后腹膜暴露在 IMV 下方。在远离结肠系膜处，从背侧分离 Todlt 线

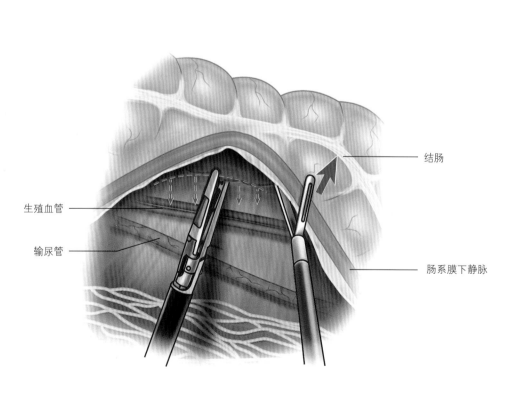

注意事项 4.5

在胰腺下方解剖时很容易损伤脾静脉。如果解剖时看见大静脉，应重新定位以确保不是胰腺后方的脾静脉。

小贴士 4.9　牵拉肠段

可以通过脐口放置一块海绵，帮助牵拉肠段。关腹前，护士需要核对海绵数量，确认海绵是否完全取出。

小贴士 4.10　脾曲游离的错误视野

仅看到脾脏及其松解的附着物并不代表完整的脾曲游离，并且不能释放脾曲以最佳长度到达骨盆。

完成胰腺上方的平面分离后，打开腹膜的薄膜层，进入"干净"的空间，即小网膜囊。在小网膜囊内，可以观察到胃大弯的后表面。

步骤 2：游离胃结肠 / 大网膜和外侧附着物

内侧解剖的优点包括迅速切断胃结肠韧带和外侧附着物，因为所有后腹膜组织已从内侧剥离出。此时，CO_2 进入该空间有利于建立解剖平面。解剖可采用前入路或内侧入路。

其他内侧入路方式：肠系膜下静脉下方入路

肠系膜下静脉下方入路是另外一种内侧入路方式。从屈氏韧带处开始解剖。术者提起肠系膜下静脉，右手用电刀打开位于肠系膜下静脉内侧和下方的腹膜。从屈氏韧带分离肠系膜下静脉后，用超声刀将其离断。此时，术者抬高肠系膜，右手轻柔地向外侧钝性分离组织至脾脏和左侧壁（小贴士 4.9）。

识别胰腺下缘有助于确保解剖维持在正确的胰腺前方平面。在胰腺后方解剖有可能损伤脾静脉。

术者应在宽阔的解剖平面内操作，避免在狭长的间隙操作。该平面的解剖可向上延伸至小网膜囊，向外延伸至腹壁和 Toldt 白线，向下延伸至肠系膜下动脉。

完全游离脾曲的确定

一旦没有大网膜、外侧结肠和后腹膜附着，就可以确定脾曲完全游离（小贴士 4.10）。脾曲和降结肠可从中结肠血管直接拉向骨盆。此时很容易观察到胰腺下缘。当脾曲完全游离，同时行肠系膜下静脉高位结扎时，可额外获得约 30cm 长的游离肠段。

延长结肠长度的方法

如果在脾曲游离后需要额外的结肠长度，可以采取以下步骤：

- 确认没有其他附着物（大网膜、外侧或腹膜后）限制脾曲。向近端游离（向肝曲游离）附着在横结肠上的大网膜等附着物，通常可以额外获得几厘米的肠管长度。

- 如果无须离断肠系膜下静脉根部，此时，离断与左结肠静脉汇合处远端的肠系膜下静脉，这将提供 5cm 左右的额外长度。

- 在某些特殊情况下，需要分离结肠中动脉根部来进一步游离横结肠，以使结肠能够到达骨盆。

 注意事项 4.6

在分离中结肠血管之前，将无损伤钳夹在结肠中动脉上，或使用腹腔镜抓钳抓紧血管蒂的根部。闭塞血管后等待几分钟，观察横结肠血管，以确保有足够的侧支循环。

- 最后，可以在无血管平面上环向解剖直肠，向头部牵拉直肠，这将额外增加几厘米的长度。

如果需要的话，离断结肠中动脉左支可以增加一定的长度。离断血管之前，需确定有足够的侧支循环，避免结肠缺血（注意事项 4.6）。在胰腺下缘尾部即可离断离结肠中动脉的左支。

第 5 章 　 腹腔镜乙状结肠 / 左半结肠切除术
Laparoscopic Sigmoid/Left Colectomy

Todd D. Francone, Ron G. Landmann
译者：俞旻皓，赵志煌 　　　校对：钟　鸣

摘要

　　左半结肠切除术是指切除降结肠和 / 或脾曲，并行远端横结肠与乙状结肠吻合。乙状结肠切除术是指切除乙状结肠，并行降结肠与直肠吻合。两者的适应证包括相应部位的恶性肿瘤、缺血性肠病、肠腔良性狭窄和炎症性肠病。乙状结肠切除术的适应证也包括乙状结肠憩室炎和乙状结肠扭转。

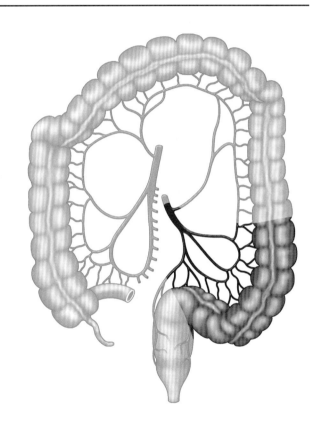

Todd D. Francone (✉)
Division of Colon & Rectal Surgery at Newton–
Wellesley Hospital, Newton, MA, USA
e–mail: tfrancone@partners.org

Ron G. Landmann
MD Anderson Cancer Center – Baptist Medical
Center, Jacksonville, FL, USA
e–mail: ron.landmann@bmcjax.com

© Springer Nature Switzerland AG 2020
Sharon L. Stein, Regan R. Lawson (eds.), Laparoscopic Colectomy,
https://doi.org/10.1007/978–3–030–39559–9_5

适应证

- 降结肠或乙状结肠肿瘤（良性或恶性）。
- 降结肠或乙状结肠的炎症性肠病（如克罗恩病）。
- 憩室性疾病及相关并发症（憩室炎、穿孔、狭窄、出血）。
- 缺血性肠炎。
- 乙状结肠扭转。

术前准备

- 行结肠镜检查明确诊断和相关部位的解剖，评估是否同时存在其他病灶并进行定位（小贴士 5.1）。
- 术前评估：胸腹盆部 CT、血清癌胚抗原等肿瘤指标水平，尤其注意家族性 / 遗传性结直肠癌综合征的筛查：遗传性非息肉病性结直肠癌（HNPCC）或家族性腺瘤性息肉病（FAP）。
- 术前影像学诊断：
  - (1) CT：肿瘤临床分期，是否远处转移；憩室病变范围和潜在脓肿 / 瘘管；小肠造影评估 IBD。
  - (2) 磁共振成像（MRI）：小肠造影评估 IBD。
- 预防深静脉血栓。
- 使用预防性抗生素。
- 机械性肠道准备。
- 制订加速康复方案。

手术步骤

- 体位摆放。
- 步骤 1：建立腹腔镜操作通道。
- 步骤 2：术中分期。
- 步骤 3：定位病灶。
- 步骤 4：辨别血管——肠系膜下动静脉。
- 步骤 5：建立正确的腹膜后平面。
- 步骤 6：识别输尿管和其他重要结构。
- 步骤 7：离断肠系膜下动脉（IMA）。
- 步骤 8：由内向外拓展腹膜后平面。
- 步骤 9：离断肠系膜下静脉（IMV）根部（如有需要）。
- 步骤 10：游离侧腹膜。
- 步骤 11：脾曲游离（如有需要）。
- 步骤 12：离断并拖出远端肠管。
- 步骤 13：拖出并离断近端肠管。
- 步骤 14：结肠 - 直肠吻合，并检查吻合口完整性。
- 步骤 15：关腹。

手辅助技术

　　所有上述相同的工具，可增加或替换下述工具：
- TA 吻合器。
- 手助通道。

手术器械

- 5mm 穿刺器（3）。
- 12mm 穿刺器（1）。
- 12mm Hassen 穿刺器（1）。
- 30° 腹腔镜镜头（1）。
- 腹腔镜无损伤钳（2~3）。
- 腹腔镜灯笼钳（1）。
- 腹腔镜波浪钳（1）。
- 超声刀 / 电铲（1）。
- LigaSure 腹腔切割闭合器（1）。
- 伤口保护器（1）。
- Hem-O-Lok 等血管夹。
- 管状吻合器（1）。
- 线型吻合器（1）。

▶　　　小贴士 5.1　肿瘤术前定位

虽然可以准确地定位远端和近端结肠肿瘤，但其他部位肿瘤定位较为困难。建议在病变远端的 3~4 个象限进行标记，确保腹腔镜下能准确地识别病变肠段。

乙状结肠 / 左半结肠切除术中的患者体位（**图 5.1**）。

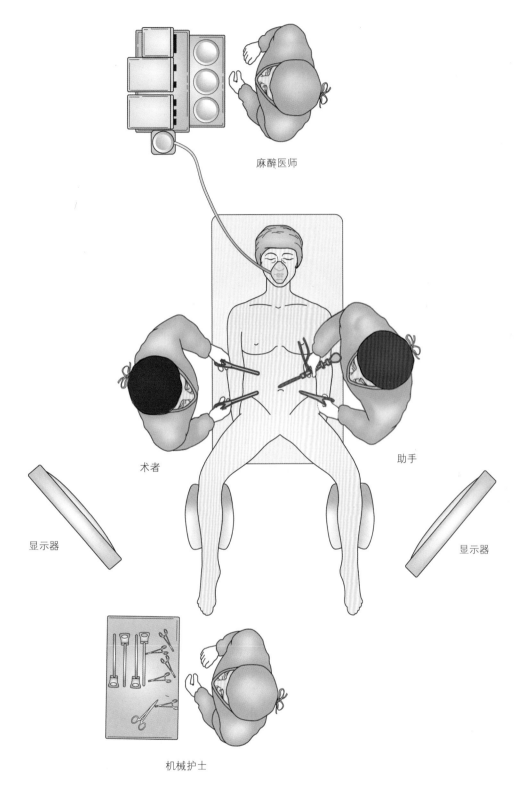

图 5.1　患者体位：术者位于患者右侧。助手位于患者左侧或者术者的同侧前方，方便地使用左下腹穿刺孔。为了便于术中不同部位的操作，显示器必须可以自由地从患者头端移到尾侧

　　用安全带和 / 或胶带将患者固定在含有泡沫、凝胶垫或豆袋的手术台上，使患者在极端体位（Trendelenburg 和反 Trendelenburg 卧位、右侧或左侧倾斜位）时固定。患者处于改良的截石位（髋关节轻微屈曲）或双腿分开，双臂向两侧收拢。手术前，通过使手术台处于各种极端位置，来检验患者是否能牢靠固定在手术台上。这样的体位有利于：

- 经肛门置入吻合器。
- 如有需要，术中结肠镜检查时方便暴露肛门或直肠（见第 1 章）。
- 术者可在患者两腿之间进行手术操作。

　　术者位于患者右侧，使用右上腹和右下腹的穿刺孔进行相关手术操作。助手位于患者的右侧或左侧，通过脐上观察孔控制镜头。助手位于患者左侧可以更方便地进入左下腹穿刺孔，协助术者进行分离和操作。显示屏应能从患者的左上方向下移动到床脚位置。

手术步骤

步骤 1：建立腹腔镜操作通道

　　设定合适的穿刺孔位置对关键解剖部位的暴露至关重要。施行左半结肠切除术，建议使用 4 个"操作"孔（脐上和右下腹 12mm 穿刺孔、右上腹和左下腹 5mm 穿刺孔）（图 5.2）。开放式直视下进腹的方法（Hassan 技术）建立脐上观察孔，并置入 10mm 腹腔镜头。

　　在左半结肠切除术中，需要 12mm 的操作孔用于结肠吻合和血管离断。因此，在右下腹建立一个 12mm 的操作孔。12mm 操作孔的理想位置是髂前上棘内侧 2cm，再平行上移 2cm（小贴士 5.2）。沿着右下腹穿刺孔头尾侧连线的位置，建立 5mm 的穿刺孔。在这两个穿刺孔之间至少留出 10 ~ 12cm 的空间，以便进行适当的三角形操作，减少腹腔内器械交叉碰撞。第 4 个穿刺孔有助于组织的牵拉。这个穿刺孔位于左下腹，与右下腹穿刺孔的解剖标志点位置相似，或者如果需要的话，可以更靠近中间，即预计进行造口的位置。

步骤 2 ~ 3：术中分期和定位病灶

　　恶性肿瘤患者需要探查肝脏表面以及腹膜、

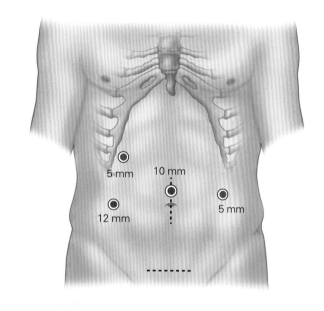

图 5.2　乙状结肠切除术穿刺孔的位置：在脐上设置 10mm 的观察孔，在右上腹部和左侧腹部各放置 5mm 副操作孔。在右下腹部放置 5mm 或 12mm 主操作孔

> ▶　　**小贴士 5.2　穿刺孔的位置**
>
> 根据患者的胖瘦不同，穿刺孔位置可能会调整。建立气腹后，在腹腔镜的直视下，腹直肌外侧建立穿刺孔。更靠近内侧的位置可能有助于更好地暴露结肠脾曲或骨盆深部。

网膜和肠系膜是否转移。如果发现转移，活检病灶以及术者判断将决定是否继续进行肿瘤切除。

腹腔镜探查中，可以尝试确定病变部位。对于结肠肿瘤，术前肠镜定位有助于判断病变部位（小贴士 5.3）。如果术中无法识别肿瘤部位，应进行肠镜定位（见第 1 章）。

病灶定位后，根据需要调整手术方案。肿瘤的位置决定了切除边缘和血管结扎范围。对于左半结肠癌，肿瘤切除范围应距肿瘤近端和远端分别 10~15cm。结扎肠系膜下动脉（IMA）血管蒂是为了确保充分的游离和淋巴结清扫。或者结扎左结肠动脉和乙状结肠动脉，保留直肠上动脉，但此时需要清扫肠系膜下动脉根本淋巴结。对于乙状结肠近端或远端降结肠癌，可能需要游离脾曲，进行无张力吻合。对于近端降结肠癌，可能需要高位结扎肠系膜下静脉（IMV），游离横结肠，以便和直肠进行无张力吻合。

> 💡 **小贴士 5.3　内镜标志物**
>
> 理想情况下，在病灶远端 3~4 个象限进行内镜标志物标记，这样就能清晰地在肠系膜对侧面观察到标志物。如果标志物位于肠系膜边缘或脾曲、肝曲等部位，仅在一个象限标记病变可能识别困难。

> 💡 **小贴士 5.4　骨盆解剖**
>
> 任何进行游离或切除前，检查腹腔和盆腔，评估术前影像学检查未发现或未识别的任何解剖学改变（蜂窝织炎或隐匿性转移灶），掌握解剖关系。

患者采取 Trendelenburg 体位、右侧倾斜位，使小肠移到上腹部。在解剖操作前，上述体位有助于清晰暴露骨盆整体解剖结构（小贴士 5.4）。

步骤 4：辨别血管——肠系膜下动静脉

掌握血管解剖有助于了解结肠和直肠的血管供应关系以建立安全可行的吻合、适当的淋巴结清扫。肠系膜下动脉（IMA）是主动脉分叉为髂血管前最后一个分支。肠系膜下动脉的起始大致在 L3 椎骨水平。肠系膜下动脉及其分支供应的肠管，包括远端横结肠、降结肠、乙状结肠和直肠。左结肠动脉是肠系膜下动脉的第一个分支，通常位于肠系膜下动脉根部 2cm 处。远端横结肠和降结肠由左结肠动脉升支灌注，降结肠和近端乙状结肠由左结肠动脉降支灌注。肠系膜下动脉发出多个乙状结肠分支后，沿左髂总动脉走行，形成直肠上动脉。直肠上动脉供应远端乙状结肠和直肠上段。

左半结肠切除术由切开覆盖腹膜后的壁腹膜和包绕左结肠系膜的脏腹膜之间形成的无血管平面开始。手术入路可以选择"内侧入路"或"外侧入路"。有以下几个原因时，首选"内侧到外侧"入路：

- 附着在外侧腹壁的结肠可作为支点，对抗牵拉肠系膜的张力，有助于肠系膜的游离。
- 对病变肠段操作的程度最轻。
- 有助于识别输尿管和生殖血管，降低损伤这些腹膜后结构的风险。
- 早期离断血管蒂，减少后续出血的风险。

"内侧入路"将在本章中介绍。该入路在炎症性疾病或恶性肿瘤中可以在不与其他重要结构接触的同时暴露正确的解剖平面。在某些情况下，联合使用"内侧入路"和"外侧入路"的游离可能是必要的或有益的，通过暴露各种解剖部位，避免损伤重要组织结构，推进手术进程。

　　对于"内侧入路"，确定肠系膜下动脉根部后，找到覆盖在骶岬头侧的肠系膜下动脉所在的肠系膜皱襞。然后助手通过左下腹操作孔向前牵拉乙状结肠和左结肠肠系膜，显露肠系膜下动脉根部（图5.3）。

　　在炎症性疾病（如憩室炎）中，左侧盆腔侧壁的粘连可能不利于结肠腹侧的牵拉和肠系膜下动脉的显露。这种情况下，术者左手将结肠向患者右侧牵拉，仔细分离内侧结肠及网膜和左侧后腹膜之间的薄膜组织。从最明显的粘连处开始，向近端和远端分离，注意保留侧壁上的后腹膜组织（注意事项5.1）。如果在分离粘连后仍不能显示肠系膜下动脉，可以考虑由"外侧入路"游离左半结肠（步骤11）。

　　显露肠系膜下动脉后，在肠系膜下动脉根部后方用电刀平行切开肠系膜进入无血管平面。当 CO_2 进入无血管平面，覆盖在骶骨岬上的肠系膜形成一种气球状"枕头"效果，增加肠系膜和骶前筋膜、主动脉、髂血管、自主神经之间的间隙。向肠系膜下动脉起始点近端及骨盆远端延伸切开，最大限度地识别肠系膜下动脉下方至左侧壁的解剖结构。用电刀切开腹膜后，肠系膜下动脉深部的组织可以直接向腹膜后游离。

　　继续游离到肠系膜下动脉起始处，显露和保护腹膜后组织（如输尿管和腹下神经）后（图5.4）（见步骤6~8），才能离断肠系膜下动脉。

步骤5：建立正确的腹膜后平面

　　输尿管位于脏腹膜下方、骨盆侧壁腰大肌前方。在下腔静脉和主动脉外侧4~5cm处，沿着肾盂–骨盆边缘的直线走行，在骨盆边缘上方与生殖血管平行，位于其内侧。输尿管跨过髂血管进入骨盆外侧。右侧输尿管通常横跨髂外动脉，左侧输尿管位于稍内侧，通常横跨髂总动

> ⚠ **注意事项 5.1**
>
> 当分离左半结肠至盆腔边缘和左侧壁粘连时，此时输尿管和髂血管尚未显露。手术层面切忌过深。用电灼或冷腹腔镜剪刀仔细分离粘连处，避免进入后腹膜。

图5.3　识别肠系膜下动脉。将乙状结肠从骨盆向腹侧回拉有助于暴露 IMA 根部及其与骶骨岬和髂总血管的关系

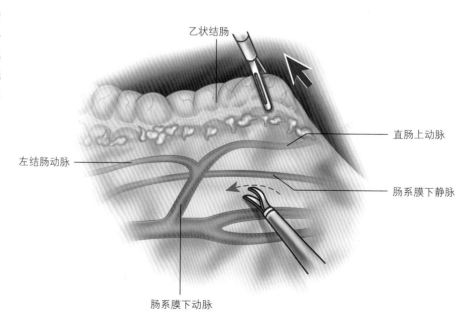

乙状结肠

直肠上动脉

左结肠动脉

肠系膜下静脉

肠系膜下动脉

脉。输尿管在进入膀胱三角区前，沿着骨盆外侧壁向后、向下走行（注意事项 5.2）。

步骤 6：识别输尿管和其他重要结构

有时，由于输尿管周围脂肪垫的存在或其已随肠系膜下动脉向腹侧移动，并不容易辨认出输尿管。万一无法辨认出输尿管，则重新定位肠系膜下动脉后，游离侧腹膜多余的结缔组织，有助于辨别输尿管。如果仍无法确认输尿管，则改变入路为"外侧入路"，切开左侧壁和 Toldt 线，可以从外侧面识别输尿管，确保其在肠系膜下动脉离断前远离肠系膜下动脉（小贴士 5.5）。

在分离肠系膜下动脉和直肠时，可能损伤交感神经和副交感神经。高位结扎肠系膜下动脉可能损伤主动脉前交感神经，甚至神经根。腹下神经丛在骶骨岬水平分出两条腹下神经干，分别沿骶骨外侧壁和骨盆侧壁走行。在骨盆深处，盆丛神经位于直肠系膜外侧。因此，在骶骨岬水平容易损伤腹下神经丛。

在骶骨角或骶骨凹水平，在直肠系膜和骶骨前筋膜之间拓展无血管平面可显露上腹下神经丛和腹下神经（图 5.5）。确定平面前，对所有不直接进入结肠和直肠的神经根进行钝性分离，以防止发生电损伤。正确的解剖平面一直位于神经的内侧和前方（注意事项 5.3）。

> ⚠ **注意事项 5.2**
>
> 行腹腔镜左半结肠切除术或盆腔手术时，输尿管可能会在两个位置出现：①横跨髂总血管；② Douglas 窝外侧壁或者直肠膀胱外侧壁，即输尿管穿过子宫动脉或输精管的下方处。在上述两个位置识别并保护输尿管，确保手术操作的安全性。

> 💡 **小贴士 5.5　输尿管导管**
>
> 有时，在炎症性疾病、既往放疗或再手术的盆腔手术中，术前放置输尿管导管或支架有助于识别输尿管。虽然输尿管导管不能降低损伤输尿管的风险，但有利于早期识别输尿管，并及时纠正可能损伤输尿管的手术步骤。

图 5.4　识别输尿管和腹膜后结构。结扎 IMA 前，应显露和保护输尿管和生殖血管

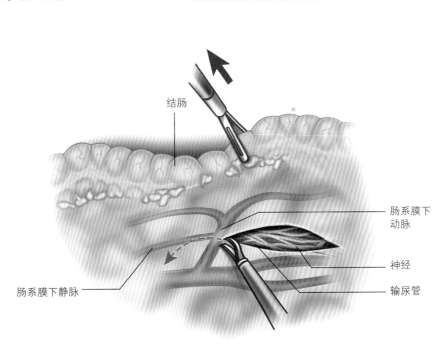

结肠

肠系膜下动脉

神经

输尿管

肠系膜下静脉

图 5.5 构建直肠系膜解剖平面。该解剖平面的构建有助于将肠系膜下动脉从腹膜后分离出来。更好地识别和保护输尿管、生殖血管和腹下神经

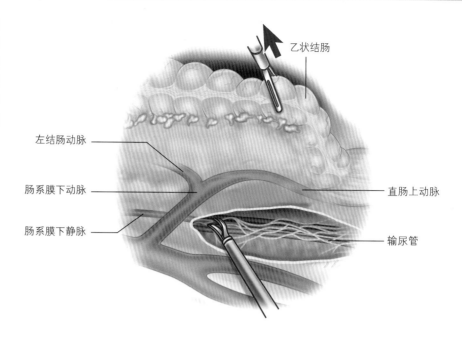

乙状结肠

左结肠动脉

肠系膜下动脉

肠系膜下静脉

直肠上动脉

输尿管

步骤 7：离断肠系膜下动脉（IMA）

识别腹膜后关键组织结构后，即可考虑离断肠系膜下动脉（图 5.6）。离断的器械有双极或超声刀等能量设备、腔内吻合器、腔内圈套器和夹子。选择何种结扎和离断方式取决于患者情况和解剖特征（血管钙化情况、炎症性疾病、血管大小），以及经济成本。如果整个手术过程中使用能量设备，继续使用它进行血管的结扎 / 离断，经济效益最好。如果血管钙化，用吻合器或夹子进行机械结可以更加安全。在离断过程中，释放血管上的张力，完全结扎和离断血管。术者用无创抓钳适宜地暴露血管后进行离断血管。离断后，若残端出血，助手可以夹闭残端，防止继续出血（小贴士 5.6）。

步骤 8：由内向外拓展腹膜后平面

离断肠系膜下动脉后，术者将血管根部和肠系膜抬高，暴露腹膜后白线。同时在包含神经、输尿管和生殖血管的平面上方游离后腹膜平面。通过调整系膜张力，可使该平面一直游离至 Toldt 线外侧（小贴士 5.7）。

腹膜后平面保持头侧朝向肾上极和脾下侧水平（图 5.7）。当在肠系膜下静脉区进行头侧分离时，注意不要在胰尾下方进行手术操作，确保

> ⚠ **注意事项 5.3**
>
> 神经损伤导致功能问题：交感神经受损而副交感神经完整并继续支配将导致膀胱功能障碍和逆行射精。骨盆神经丛交感神经和副交感神经损伤可导致直肠、泌尿、勃起功能障碍、阴道干燥和性交困难。

> ▶ 💡 **小贴士 5.6 良性疾病中保留左结肠动脉**
>
> 在良性疾病中，可以离断直肠上动脉（肠系膜下动脉穿过左髂总动脉后的分支），从而保留左结肠动脉，维持远端降结肠和近端乙状结肠的侧支血流。一般来说，离断直肠上动脉并不会导致结肠在骨盆深部游离不充分。

图 5.6 结扎肠系膜下动脉。游离肠系膜下动脉头尾两侧时会出现"T"形外观，这样可以正确识别肠系膜下动脉和左结肠动脉，并适当地保留左结肠动脉

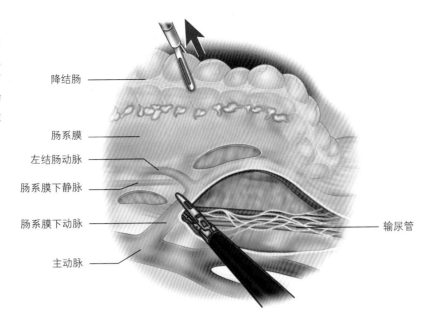

降结肠

肠系膜

左结肠动脉

肠系膜下静脉

肠系膜下动脉

主动脉

输尿管

图 5.7 内侧分离。优化内侧分离有助于外侧分离并进入小网膜囊。这种分离可以在结肠下横向进行，上至胰腺边界，下至盆腔边缘

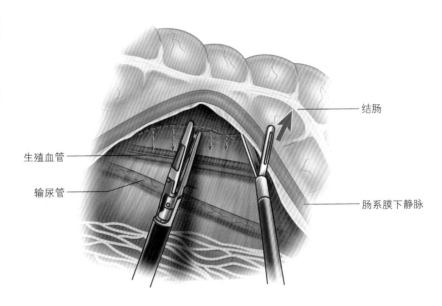

结肠

生殖血管

输尿管

肠系膜下静脉

将平面移到胰腺前面。可以通过典型的颜色来识别胰腺。

　　腹膜后平面向下可延伸到骨盆边缘。有时候，小血管需要用电刀或双极 / 超声刀离断止血。肠系膜血管与结肠垂直；腹膜后血管与结肠平行，可在腹膜后水平离断。出血或视野不清通常表明术者在不适当的腹膜后平面上操作，应重新定位在更表

 小贴士 5.7　张力和反张力

内侧至外侧分离的关键操作是维持适当的张力和反张力。只有这样，术者才能识别并保持在正确的平面上操作，从而使手术顺着自然进程继续进行。

图 5.8 识别和离断肠
系膜下静脉。肠系膜下
静脉位于胰腺尾部后端
靠近脾曲

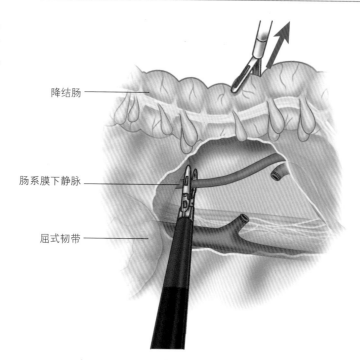

降结肠

肠系膜下静脉

屈式韧带

浅处（腹侧 / 靠近肠系膜）。正确的平面相对来
说是无血管并且视野清晰的。此时，在确定肠系
膜下静脉根部后，继续游离脾曲。

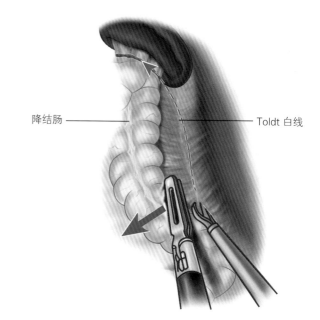

降结肠

Toldt 白线

步骤 9：离断肠系膜下静脉（IMA）根部
（如有需要）

肠系膜下静脉近端结扎有助于优化无张力的
结肠 – 直肠吻合或结肠 – 结肠吻合。当结肠系
膜向前牵拉时，在屈氏韧带远端，肠系膜下静脉
（IMV）可与血管周围的无血管区域相鉴别（图
5.8）。通常，十二指肠的第 4 部分或近端空肠会
与降结肠系膜有附着粘连，这些需要完全游离。
使用冷剪刀或电烙以防止热量损伤十二指肠。

图 5.9 Toldt 线外侧切面。当分开侧面附着物时，从骨盆
向脾曲处进行剥离

离断在胰腺下侧的肠系膜下静脉。可以用超
声刀或双极电凝等设备离断肠系膜下静脉。避免张力过度或不适当的结扎，防止对肠系膜下静脉造成损
伤，导致其回缩到腹膜后，造成难以控制的大出血。

离断肠系膜下静脉后，脾曲的肠系膜就可以向前牵拉，然后可以继续沿着腹膜后 Toldt 线向脾曲方
向进行游离。

步骤 10：游离侧腹膜

完成从内侧到外侧的游离后，结肠外侧到大网膜、脾脏、腹部和腹膜后壁的无血管组织可被分开（图 5.9）。从右上象限穿刺孔向内抓住降结肠，可提供适当的张力以暴露 Toldt 线外侧。通常情况下，在之前从内侧到外侧的分离操作后，以及暴露于 CO_2 的环境中，该组织下方会出现蓝紫色。

可使用锋利的电剪刀、电烙刀或能量装置来分离这些组织。朝向脾曲头侧游离这个平面并最终从左侧进入小网膜囊。

步骤 11：脾曲游离（如有需要）

脾曲游离通常可采用多种方法相结合。患者处于反 Trendelenburg 位，右侧倾斜位。如果之前左结肠充分从内侧到外侧游离，那么脾曲周围剩下的结构可能只包括大网膜和外侧的脾结肠韧带。

从镰状韧带开始分离胃结肠韧带。术者提拉大网膜，助手位于患者两腿之间，向下牵拉结肠。大网膜后叶与结肠系膜先天融合的组织结构需要分开才能进入小网膜囊，显露胃后壁（图 5.10）。大网膜窗通常靠近结肠；因为平面靠近脾曲，进入窗口后，大网膜可以上提，结肠向外拉，防止损伤其余结肠。通常情况下，结肠与脾脏之间会有紧密的粘连。因为解剖平面靠近结肠，要确保周围的组织张力对脾脏牵拉最小。术者使用超声刀等能力设备，在无张力下解剖止血（图 5.11）。

此时，从外侧游离，与之前的解剖平面汇合贯通（步骤 11）。游离结肠系膜与胃粘连，避免发生胃损伤。将结肠脾曲向内翻，确定是否仍存在粘连，若存在会限制后续操作，此时可分离这些粘连组织。将游离的结肠向骨盆方向牵拉，若存在粘连，则进行游离。

图 5.10　进入小网膜囊。胃后壁后方可见小网膜囊。通常，必须分离先天性融合附着物才能进入正确的空间，完全游离脾曲

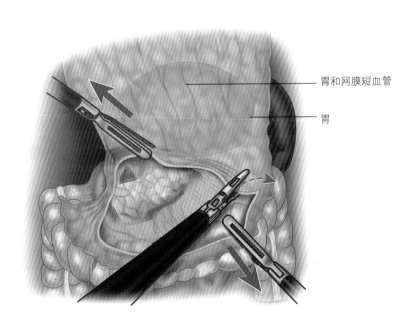

胃和网膜短血管

胃

图 5.11　游离脾曲。
仔细分离侧壁和脾脏附
着物，同时注意不要损
伤脾包膜

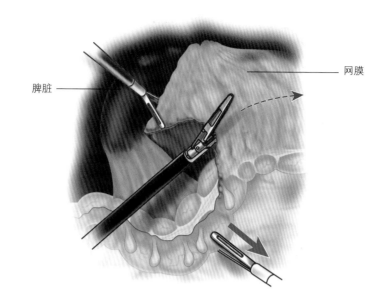

脾脏　　　　　　　　　　　　　　　　　　　　　　　网膜

步骤 12：离断并拖出远端肠管

　　远端结肠切除的关键步骤是确定远端切断点。远端切断点的定位取决于解剖和生理情况。患有恶性肿瘤者，必须同时考虑肠系膜的血供以及肿瘤远端切缘。对于乙状结肠或远端左结肠切除术，通常在直肠上段水平切断，即在肠系膜反折表面的结肠带展开的远端（小贴士 5.8）。

　　一旦确定切断点，助手牵拉切断位置的肠管，有利于术者分离肠系膜。可以从直肠系膜的后固有筋膜向前穿过直肠系膜，直达直肠后壁。另一种方法是在切断位置直肠后壁和肠系膜之间建立一个窗口（图 5.12）。通过牵拉直肠下方以暴露直肠后部。用能量平台分离直肠两侧和后方组织，暴露直肠后壁，并从侧面和后部进行游离，完全游离直肠系膜，裸化直肠。手术过程中，分离的肠系膜应保持与直肠垂直，维持吻合口的血供。

> ▶ 💡　　**小贴士 5.8　切缘**
>
> 对于憩室疾病，通常在直肠上段水平横断，此处结肠带已经展开。切除直肠乙状结肠之间高压区可减少吻合口远端憩室疾病的复发。对于恶性肿瘤，远端切断需要保留足够的安全距离。一般来说，结肠恶性肿瘤至少需要保留5cm 远端切缘。

　　裸化结肠远端切缘后，通过腔内切割闭合器离断肠管（图 5.13a）。根据组织厚度选择闭合器成钉高度。

　　离断肠管后，测量直肠残端闭合线的安全性和完整性。用抽吸式冲洗器将直肠残端浸入灭菌水中，轻轻地给肛门打气（图 5.13b），也可以通过直肠镜、乙状结肠镜或球形注射器来完成。内镜检查不仅可以测漏，还可以显露黏膜和钉线。打气过程中，通过腹腔镜直接观察直肠残端有无漏气。此时，直肠残端应完全浸没在灭菌注射用水中，确认有无漏气（气泡出现说明有漏气）。如果有漏气，有两种补救方式：第一种是缺损处置入环形吻合器钉砧头；第二种是切除远端边缘，包括先前的钉线，然后重新测漏。

图 5.12　游离直肠系膜。一旦确定结肠远端横断的位置，通过直肠后壁和直肠系膜脂肪之间形成一个窗口分割直肠系膜，然后用能量装置将直肠系膜分开

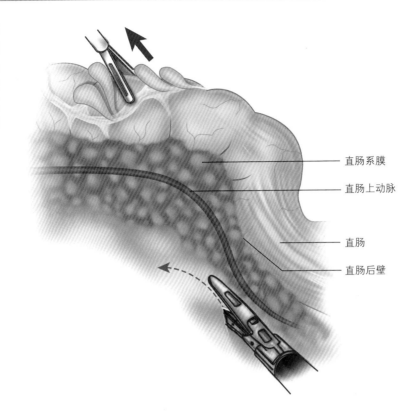

直肠系膜

直肠上动脉

直肠

直肠后壁

步骤 13：拖出并离断近端肠管

脱出近端结肠前，用钳子抓住近端结肠并放在预期辅助切口的下方。辅助切口的选择包括延长脐部切口、Pfannenstiel 切口或延长右下腹穿刺孔（小贴士 5.9）。辅助切口需要置入切口保护器，以保护皮肤和组织在取出和吻合过程中免受污染。也能在不扩大切口的前提下最大限度地暴露切口视野。

暴露近端结肠和肠系膜，确定近端结肠裸化处。结肠恶性肿瘤至少需要 5cm 的切缘。对于

> **小贴士 5.9　Pfannenstiel 切口**
>
> 对于曾经做过腹部手术的患者，使用先前的切口可能是合适的。考虑到美容方面，Pfannenstiel 切口可能是更好的，也减少切口疝的发生率。切口长度为 3~6cm，这取决于病灶的大小和患者的身体情况。

克罗恩或炎症性疾病，应在柔软、正常的肠段处裸化。无论何种疾病，都应确认肠管血供，尽量减少吻合口缺血的风险。检测血供的方法包括：①通过边缘动脉的突然横断检测末端是否有搏动性出血；②新的方法如荧光成像在离断肠管前检测肠管血管灌注是否良好。

步骤 14：结肠–直肠吻合，并检查吻合口完整性

左结肠或乙状结肠切除术中常采用双吻合器技术。端端吻合（EEA）时吻合器的成钉高度是根据组织的厚度和顺应性来选择的。吻合器的直径也为 28 ~ 33mm，可以根据近端和远端肠道的直径以及患者肛门张力来进行选择。直径太小可能导致术后吻合口狭窄。

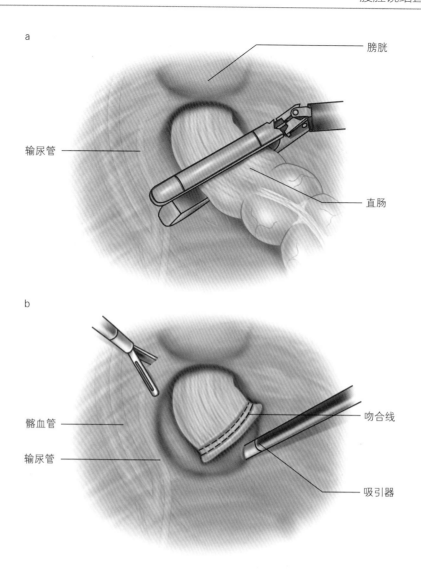

图 5.13 离断和评估直肠残端。(a)腹腔镜下GIA吻合器离断直肠，避免吻合线交错；(b)将残根浸入灭菌水中，并对肛门打气，检测直肠残端缝合线的安全性和完整性

端端吻合 环形吻合器的钉砧头用荷包线固定在近端结肠。可以使用多种技术进行荷包缝合，包括单丝线手工缝合（**图 5.14a**）、一次性荷包装置或可重复使用的荷包器。

确定切断点后，荷包器垂直夹闭肠管。荷包针来回穿过锁孔，结肠远端用肠钳齐平夹闭。离断肠管后，放置钉砧头，将荷包线系紧，钉砧头固定到位。修剪多余的组织，尽量减少额外组织被纳入吻合口和吻合线的风险，可能会破坏吻合器的闭合和吻合口的完整性。

端侧吻合 又称为 Baker 吻合术（小贴士 5.10），优点在于，理论上增加了吻合口的血管数量，即增加吻合口周围灌注。在憩室炎患者中，未受炎症影响的肠系膜部分肠管行端侧吻合，可以避免在荷包处合并憩室发生。此外，在结肠肛管吻合术中，它提供了一个粪便贮存器（或小袋），以减少排便次数。

在近端结肠离断处，结扎并分离远端任何附着在标本侧的肠系膜，随后移除标本。EEA 吻合器的钉砧头通过结肠口，并沿着两个结肠带之间的肠系膜反折壁近端伸出 5cm，同时用钉砧头中的塑料钉固定结肠壁。用单丝荷包线将钉砧头固定。取下钉砧头内的塑料钉。

用线性切口吻合器关闭结肠开口。可以用 Lembert 缝合线加固吻合线。然后将近端结肠放回腹腔，关闭辅助切口，也可以通过扭紧切口保护器并用夹子或湿的腹部切口贴固定来暂时关闭辅助切口，重新建立气腹。同时，更换手套（小贴士 5.11）。

　　吻合前应进行如下检查　①沿着肠系膜游离边缘回到腹膜后粘连，确认结肠及肠系膜没有扭曲或扭结；②确保小肠没有被游离的左结肠肠系膜夹住，可能导致术后急性梗阻；③完成吻合前，应确认是否有足够的肠管活动度和肠系膜长度以建立无张力吻合。若吻合后有张力可能会导致远端结肠缺血以及吻合口破裂。

　　环形吻合器由肛门进入，并向前推进，直到与吻合线齐平。腹腔镜下，吻合器的中间正好放置在直肠末端。如果吻合线是以纵向方式形成的，使钉砧头挤出肠周中心的后方。有利于降低将阴道或其他神经血管结构纳入吻合中的可能性。

　　逆时针旋转吻合器旋钮，以延伸钉砧头至横向吻合线后。一旦钉砧头完全伸出，在吻合器底部可以看到一条标记线。钉砧底座从上面与钉砧头相配。使钉砧底座与钉砧头相匹配可能具有挑战性，尤其是在肥胖或男性骨盆狭窄的情况下。通常，近端结肠与钉砧底座放置在骨盆边缘，以便在进行吻合术时容易寻找。底座与钉砧头镶嵌时，钉砧底座会在沿着钉砧头的轴上被扣紧（图 5.14b）。EEA 吻合器在整个操作过程中应保持相对稳定，可能需要稍微调整，以协助将钉砧底座滑进钉砧头。一旦钉砧底座和钉砧头牢固配合，可听到和（或）感受到咔嗒声，且基准线应消失。再次确认近端肠段的方位。

　　转动旋钮关闭吻合器。根据吻合器的不同，在吻合器上标记一条绿线或一系列绿线来划分合适的组织压缩量。吻合器完全闭合后，打开保险开关，以适当的力度挤压手柄开始吻合。注意不要反复松开或挤压手柄，或者部分松开或挤压手柄，这样可能导致切割刀片多次切割并产生潜在

▶　**小贴士 5.10　Baker 吻合术**

Baker 吻合术：吻合线和环形吻合器之间的残端太短可能导致缺血，远端过长会导致便秘和排空困难。

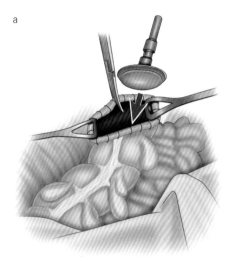

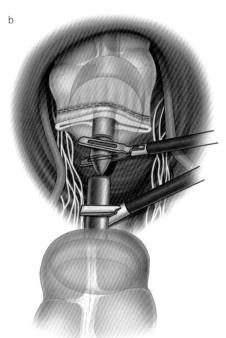

图 5.14　建立结肠 – 直肠吻合。(a) 使用可降解的荷包装置或可重复使用的荷包器进行荷包缝合；(b) 将钉砧头置于腔内吻合器的末端

吻合口漏的发生风险。将吻合器保持在适当的位置，在吻合过程中尽量减少扭转，防止吻合处出现过多的剪切和牵拉。按照说明书释放吻合装置（吻合器的不同，可能导致释放的方式不同）。退出吻合器后，检查吻合口环（肠近端和远端有两个完整的环），近端环有荷包缝合线。

测漏试验

测试吻合口已经证明可以减少吻合口漏的发生率（小贴士 5.12）。吻合口浸入无菌盐水中，近端结肠用无损伤抓钳封住（图 5.15）。用直肠镜、乙状结肠镜或球形注射器对肠道进行吹气。首选乙状结肠镜，因为它可以更好地显示黏膜和钉线，同时快速释放 CO_2。如果发生漏气，有几种方法可供补救：①直接修复吻合口漏点（伴或不伴预防性造口）；②重建吻合口；③进行末端回肠造口。针对漏气试验阳性选择正确的补救方式取决于多种因素，超出了本章范围。

步骤 15：关腹

关闭辅助切口和所有直径 ≥ 10mm 的穿刺孔。可以选择筋膜闭合器关闭穿刺孔。

特殊注意事项

1. 外侧入路

外侧入路常用于憩室病或左侧壁蜂窝织炎。术者在识别肠系膜下动脉附近的输尿管有困难时，首选这种方法。

如上所述（步骤 8）从左侧壁和骨盆边缘进行游离。如步骤 12 所述，打开 Toldt 线处的外侧粘连。主要区别在于，由于缺乏内侧剥离，紫色外观和薄平面将不复存在。术者向内牵拉结肠，用剪刀游离 Toldt 线头侧。该平面通常更靠近结肠；而更外侧的第二个白色皱襞的存在将错误地引导术者进入腹膜后和肾脏后面。

腹膜后的光亮平面应保持在腹膜后上方，与生殖血管、输尿管和腹下神经分开并给予保护。这个平面可以从外侧延伸到脾曲周围。术者保持牵拉提供分离所需的反张力。

游离盆腔边缘的粘连之前，应确定输尿管的位置。解剖平面位于中间偏靠近结肠和结肠系膜侧。一旦通过外侧入路显露输尿管和腹膜后，转回到内侧可以很好地显示并确认 IMA 结扎的安全平面。

▶ 💡 **小贴士 5.11　预防伤口感染**

结肠肠腔内部有细菌定植，这些细菌增加了结直肠手术中伤口感染的概率。通过更换无菌手套和手术器械，可以最大限度地减少术后感染的发生率。

▶ 💡 **小贴士 5.12　泄漏测试**

美国结直肠术者协会建议所有吻合口都要进行测漏试验。

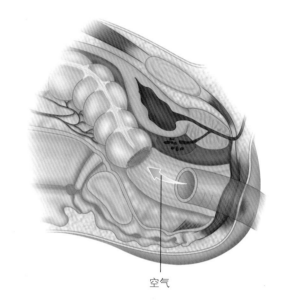

空气

图 5.15　测漏试验。封堵上近端降结肠以防止空气冲入整个结肠，将吻合口浸入盐水中检查是否漏气

此外，虽然我们已经讨论过"内侧入路"和"外侧入路"，但这两种方法都不是专门用于某种手术的。事实上，即使是简单的手术，也常常需要多种方法来识别解剖结构并获得适当的暴露。在某些情况下，由于疾病情况和解剖结构的变化，开始可能需要沿着骶前间隙从远端入路进入，然后进行逆行（自下而上）游离。同样地，从脾曲开始的游离可以帮助术者进入合适的平面进行向远端（自上而下）的游离。即使顺序改变，需要关注的步骤和区域仍然不变。

2. 憩室疾病中的瘘管 / 蜂窝织炎

如果结肠和其他结构之间有瘘管或蜂窝织炎，必须尽量减少可能伴随的损伤和避免切除可能无法辨别输尿管。术前置入输尿管导管（或支架）有助于识别这些结构。放置支架可以帮助术者在腹腔镜下观察并在开始外侧游离后清楚地看到输尿管的走向。

通常，在这种情况下需要同时采用"外侧入路"和"内侧入路"。蜂窝织炎最常出现在盆腔和外侧，并能在输尿管、膀胱和子宫之间形成瘘管。在靠近 IMA 的后平面开始从内侧向外侧的游离，有助于进入腹膜后平面及结肠与肠系膜之间间隙。相比从外侧向内侧的游离更有助于识别输尿管和其他结构。向前牵拉结肠和肠系膜，可以向外分离。

在某些情况下，在炎症反应轻的部位，可以从炎症近端至降结肠近端向尾部开始游离。同样，逆行游离直肠有助于移动结肠远离盆腔侧壁和输尿管。

在某些情况下，结肠与侧壁和输尿管之间可能需要进行钝性游离。在腹腔镜手术中，可用抽吸冲洗器或腹腔镜夹持器轻轻推动组织结构进行游离。如果遇到严重的炎症和 / 或脓肿，为了保证患者的安全，可能需要中转开腹手术或手辅助手术。吻合口可能会受到炎症、感染等因素的影响而发生吻合口漏，可考虑选择行末端回肠预防性造口。

如果有瘘管至膀胱或阴道，在开始游离时，通常先将组织游离出来，而无须修复。如果是膀胱，若没有发现缺损，使用蓝色染料进行试验。如果没有发现渗漏，用膀胱导管引流几天（3～5 天）并在膀胱逆行造影结果阴性证明充分愈合后拔除膀胱导管。如果发现缺损，建议双层缝合膀胱。染色和拔除按上述步骤进行。

阴道很少需要修复，一般情况下，一旦蜂窝炎性组织或瘘管器官被切除，阴道就会自动愈合。在这些情况下，缺损可能起到引流的作用。

在先前有瘘管（结肠膀胱或结肠阴道）的情况下，吻合口应在远离炎症和阴道或膀胱缺损处。通过直肠下段游离，结肠吻合口和阴道或膀胱缺损将错开，减少再次形成瘘管的机会。此外，应在吻合口和瘘管缺损前置入并固定一个健康、血供良好可活动的网膜蒂，以防止吻合口和瘘管相通而产生污染。

若发现小肠与病变结肠形成瘘管，在瘘管分离后，可进行一期修复或小肠切除术。这取决于小肠的外观和健康状况，以及瘘管的大小。

3. 肠扭转

乙状结肠扭转可见于长期体弱的患者或服用精神药物或其他药物的患者。偶尔，长期慢性便秘的患者也可能出现乙状结肠扭转。对于这些患者可考虑行腹腔镜手术。术中通常有一个非常长、狭窄、固定的肠系膜扭转点，可以用上述技术进行识别和游离。根据长度的不同，吻合可采用下至远端直肠乙状结肠的侧侧吻合方式（使用线性吻合器），或如上所述，采用乙状结肠切除术后的端端吻合或端侧结直肠吻合。一般不需要或不建议进行过度的近端游离。在吻合的过程中，应特别注意保持适当的方向，并防止吻合口本身发生扭转（尤其是在形成侧侧吻合的情况下）。

4. 腹腔镜下 Hartmann 手术

在某些情况下，解剖、生理或疾病情况不允许安全或适当地吻合。在这些情况下，横断远端结肠或近端直肠。如果将来有吻合的可能，使用永久性单丝缝合线在远端吻合线处添加标志，有助于识别直肠残端。当游离乙状结肠和降结肠时，尽量减少多余的游离，只游离必要的结肠，以实现无张力的结肠造口，这有助于将来行结肠造口关闭。在将来拟行结肠造口关闭时，首先，需放置输尿管支架，确保手术的安全性。

5. 肥胖患者

肥胖给术者带来了挑战，尤其是肥胖患者的肠系膜肥厚和体重增加。为了防止在手术所需的极端体位期间发生摔落和滑动，必须格外小心地将患者牢靠固定在手术台上。一般情况下很容易识别如骶骨角上方、IMA 周围、后腹膜显映部位等标志物，而肥胖会给识别标志物和典型平面带来挑战。此外，结肠和肠系膜重量的增加可能使适当的牵拉和视野暴露困难。在游离中仔细观察肠系膜内脏脂肪和腹膜后脂肪颜色的差异会给操作带来帮助。此外，掌握典型解剖标志和结合既往非肥胖患者的经验将有助于结肠游离和切除。在所有情况下，如果解剖不清楚或手术安全性成为问题，建议中转开腹。

第 6 章　腹腔镜直肠切除术
Laparoscopic Proctectomy

Jason S. Mizell

译者：俞旻皓，敬　然　　　校对：钟　鸣

摘要

腹腔镜直肠切除术（通常称为腹腔镜前切除术）的适应证包括直肠肿瘤或孤立性直肠克罗恩病，手术操作部分包括直肠切除术和结肠 – 肛管或结肠 – 低位直肠吻合术两部分。

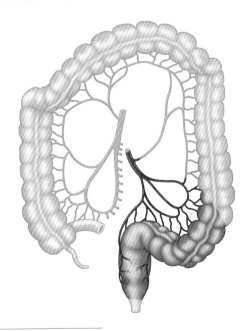

Jason S. Mizell (⊠)

University of Arkansas for Medical Sciences,

Division of Colon and Rectal Surgery,

Little Rock, AR, USA

E-mail: JSMizell@uams.edu

© Springer Nature Switzerland AG 2020

Sharon L. Stein, Regan R. Lawson (eds.), Laparoscopic Colectomy,

https://doi.org/10.1007/978-3-030-39559-9_6

适应证

- 直肠肿瘤（包括良性肿瘤与恶性肿瘤）。
- 孤立性克罗恩病直肠炎。

术前准备

- 通过结肠镜检查明确诊断，评估病灶形态、病灶范围、是否同时存在多灶病变，若条件允许可行纳米碳标记。
- 评估控便能力，通过直肠指检评估括约肌张力。
- 恶性肿瘤术前分期。
  (1) 通过直肠指检明确肿瘤边缘及活动度。
  (2) 通过直肠镜检测明确肿瘤下缘至肛缘的距离。
  (3) 通过胸部、腹部和盆腔 CT 扫描，明确是否存在远处转移。
  (4) 通过 MRI 或直肠腔内超声评估局部分期（肿瘤浸润深度和淋巴结受累程度）。
  (5) 检测血清癌胚抗原水平。
  (6) 若评估为进展期直肠恶性肿瘤，考虑行新辅助放化疗。
- 预防深静脉血栓形成。
- 术前应用抗生素。
- 机械性肠道准备。

手术步骤

- 设置患者体位。
- 步骤 1：建立腹腔镜操作通道。
- 步骤 2：腹腔镜探查（若诊断为恶性肿瘤）。
- 步骤 3：明确病灶。
- 步骤 4：建立腹膜后平面。
- 步骤 5：暴露肠系膜下动脉（IMA）及左侧输尿管，高位结扎 IMA。
- 步骤 6：结扎肠系膜下静脉（IMV）。
- 步骤 7：游离降结肠和乙状结肠。
- 步骤 8：游离结肠脾曲。
- 步骤 9：游离直肠至远端切缘（TME 过程）。
- 步骤 10：离断直肠。
- 步骤 11：结肠体外化与标本取出。

- 步骤 12：吻合。
- 步骤 13：回肠襻式造口。
- 步骤 14：关腹。

手术器械

- 5mm 穿刺器（3）。
- 12mm 穿刺器（1）。
- 12mm Hassen 穿刺器（1）。
- 30°腹腔镜镜头（1）。
- 腹腔镜无损伤钳（2~3）。
- 腹腔镜灯笼钳（1）。
- 腹腔镜波浪钳（1）。
- 超声刀 / 电铲（1）。
- LigaSure 腹腔切割闭合器（1）。
- 伤口保护器（1）。
- Hem-O-Lok 等血管夹。
- 管状吻合器（1）。
- 线型吻合器（1）。

腹腔镜直肠切除术中的患者体位（图 6.1）。

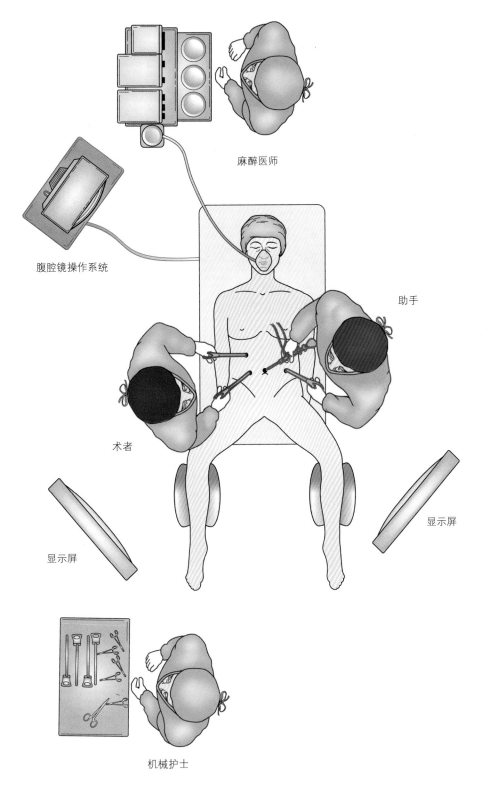

图 6.1　患者体位：术者位于患者右侧，助手位于患者左侧。主显示屏置于患者左侧大腿水平处。游离结肠脾曲时，术者位于患者两腿之间

小贴士 6.1   左半结肠切除术助手站位

身材相对矮小的助手可以位于患者右侧（头朝向术者），以便于通过观察孔控制腹腔镜头（可使用脚凳）。身材相对高大的助手可以位于术者左侧，更好地通过左下腹穿刺孔进行辅助操作。

患者处于改良截石位（图6.1），两臂并拢以便于术者站立和操作器械。由于术者主要在患者的右侧或两腿间移动，若有需要可以将患者左臂放置于臂板上；然而，若术中探查发现腹腔粘连，将左臂伸出可能会影响术者分离粘连；因此，建议将患者两臂并拢固定在手术台上。患者双腿放置于抬腿架（Yellofin®，艾伦医疗），留置胃管和导尿管，对腹部进行消毒铺巾。

术者位于患者右侧，助手位于患者左侧（小贴士6.1）。术者在游离结肠脾曲和松解粘连时可站于患者两腿之间。主显示屏放置在患者左侧，约与大腿平齐位置，保证术者有良好视野的同时也为助手预留足够的活动空间。

手术步骤

步骤 1：建立腹腔镜操作通道（图6.2）

不同术者的进腹方式不同。若需要行回肠造口，则由造口护理师在术前确定造口位置并进行标记，使用5mm可视穿刺器与0°镜穿刺进腹（见第1章）。若术前未确定回肠造口位点，则根据术中情况进行判断，回肠造口应位于腹壁上平坦部位的腹直肌内；位于患者容易看到的部位，同时远离骨性结构，以及皮肤破损、瘢痕、褶皱。建立气腹后，调整5mm 30°镜，在腹腔镜引导下于脐下、右上象限和左髂窝分别建立穿刺孔。

除此之外，也可通过在脐下置入10mm Hassan穿刺器，建立气腹。在腹腔镜引导下于右上腹、右下腹和左下腹分别建立5mm穿刺孔。有时还需要在左上腹建立5mm穿刺孔，便于游离结肠脾曲（步骤9）。

回肠造口处的穿刺孔可以作为清扫盆腔和离断直肠的操作孔，术者可在此处建立一个5/12mm转换的穿刺器以便于术中使用吻合器。若回肠造口的位置不利于进行盆腔清扫，根据解剖情况，在回肠造口处的上方或下方建立12mm穿刺孔。

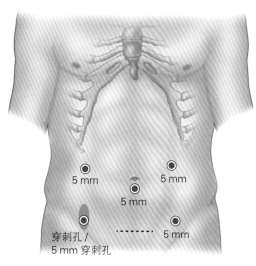

---- 辅助切口部位

图 6.2 直肠切除术腹腔镜操作通道的建立。在拟造口部位建立5mm的观察孔或经脐下开放式Hassan技术建立气腹。在右上象限和左下象限中各建立一个5mm穿刺孔。有必要的话，也可以在左上象限建立一个5mm的穿刺孔

步骤 2：腹腔镜探查（若诊断为恶性肿瘤）

进入腹腔后，术者探查腹部以排除建立第1

个穿刺孔所造成的损伤，同时探查腹腔情况，看是否适合行腹腔镜手术。若腹腔粘连严重或解剖结构特殊，需重新考虑手术方式，如转换为手辅助腹腔镜手术或开放手术等。

患者恶性肿瘤的患者，手术开始时应进行腹腔镜探查，看是否存在转移性病灶或被肿瘤侵犯的邻近器官。如果是克罗恩病患者，应探查小肠，以排除其余肠管的病变。

步骤 3：明确病灶

对于肿瘤性病变，术前应特别注意肿瘤的位置，以及肿瘤距肛缘的距离，确保远端切缘距肿瘤下缘 2cm 以上。如果术前影像学检查提示肿瘤位于腹膜反折以下或直肠中下段，术中很难判断肿瘤位置，应考虑术前行内镜下纳米碳标记或术中行内镜检查。进行术中肠镜检查时，应使用腹腔镜肠钳轻轻夹闭近端肠管以防止肿瘤细胞扩散。

患者处于头低脚高位（Trendelenburg 位）并向右侧倾斜，使小肠在重力作用下移出手术区域，充分暴露乙状结肠系膜（小贴士 6.2）。

步骤 4：建立腹膜后平面

术者通过右上腹穿刺孔牵拉肠管，通过右下腹穿刺孔置入能量平台设备，如加长电灼头（小贴士 6.3）、电剪、带电灼头的双极装置等进行手术操作。

术者位于患者右侧，助手位于患者左侧，从右侧直肠旁沟开始解剖。右侧输尿管位于解剖平面外侧，在这部分游离过程中常常不显露右侧输尿管。在骶岬处向头侧和腹壁牵拉直乙状肠系膜，使肠系膜维持中等张力，将乙状结肠和部分直肠由盆腔拉入腹腔。此时，术者使用肠钳，将远端结肠向下牵拉，直到肠系膜及肠系膜下动脉根部均能保持足够的张力（图 6.3），而后由助手牵拉结肠，术者使用能量平台设备进行操作。

在手辅助腹腔镜直肠前切除术中，术者位于患者右侧，将左手放入手孔，食指和中指分开，牵拉右侧直肠旁沟的腹膜，保持张力。沿手指间的组织开始，以类似于"直圈方式"向内侧近端进行分离。可直接用手指分离组织间隙平面，头部向肠系膜下动脉（IMA）游离，尾部向骶骨岬游离进入骨盆。

在肠系膜下动脉与后腹膜之间用电灼器切开腹膜，可见气体进入腹膜后形成无血管平面。沿组织间隙继续扩大此平面，头部向 IMA 游离，尾部向骶骨岬游离进入骨盆。此方法可以使肠系膜与后腹膜和骶前的腹下神经分离（图 6.4）。识别神经后，应轻柔地将其向后推至骶骨，或向外侧推至骨盆侧壁，减少损伤的风险，然后继续在神经的前部或内侧进行解剖游离。

解剖平面应位于 IMA 后方。若平面显露不

小贴士 6.2　右侧盆腔粘连

若盲肠或末端回肠存在粘连，右半结肠及小肠难以移动到上腹部。为充分暴露术野，需要游离粘连区域。

小贴士 6.3　仪器选择

长电灼具有成本低、附带屏蔽功能、使用方便等优势。

图 6.3 为充分暴露 IMA，术者采用双手交替牵拉的技巧将乙状结肠拖出盆腔。当 IMA 在骶骨岬处显露时即为最佳牵拉位置

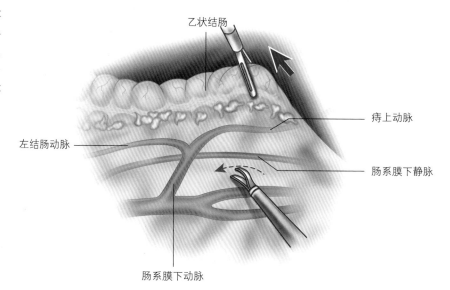

乙状结肠

痔上动脉

左结肠动脉

肠系膜下静脉

肠系膜下动脉

图 6.4 用电灼设备沿肠系膜下动脉下方平面切开，暴露直肠和乙状结肠系膜平面，注意识别并保留位于此平面的腹下神经及其周围的腹膜后组织

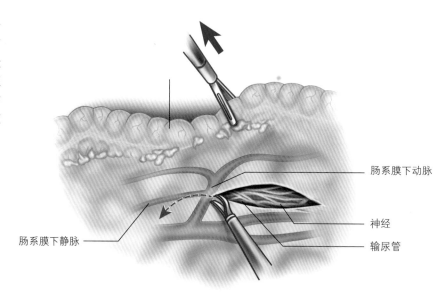

肠系膜下动脉

神经

肠系膜下静脉

输尿管

清楚，可尝试改变直乙结肠的张力。将所有附着组织随后腹膜一起向下游离，扩大解剖平面（小贴士 6.4）。

步骤 5：暴露肠系膜下动脉（IMA）及左侧输尿管，高位结扎 IMA

▶ **小贴士 6.4 直乙结肠张力**

若直肠系膜发育不良，可尝试用左手改变张力。直乙结肠与前腹壁或左侧壁的粘连可能会阻碍肠管的牵拉，需松解粘连以便于观察平面。

　　肠系膜下动脉和后腹膜之间的平面形成后，继续向 IMA 根部解剖，以便于进行高位结扎（小贴士 6.5）。左侧输尿管位于生殖血管的内侧和部分直肠平面的背外侧（图 6.5）。为防止误伤，必须在结扎肠系膜下动脉前暴露位于腹膜后组织组织中左侧输尿管。

　　若无法暴露输尿管，可能是由于解剖层次过深，输尿管已被 IMA 蒂和腹膜后筋膜提起，这会增加

图 6.5　在结扎 IMA 前识别并保护位于腹膜后组织中的输尿管

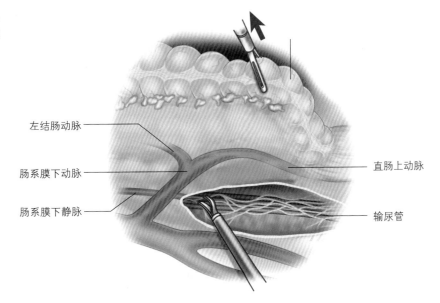

左结肠动脉

肠系膜下动脉

肠系膜下静脉

直肠上动脉

输尿管

损伤腹下神经和输尿管的风险。此时应将肠系膜下动脉的背侧隔离，重新调整平面，轻轻将附着组织往下推，直接游离输尿管和腹下神经。

若仍无法显露输尿管，可采用外侧至内侧入路（图 6.6）。此方法需保持左半结肠内侧的张力，游离附着在盆腔边缘和左侧壁的部分组织。术者向内侧牵拉结肠，小心地将结肠上的薄膜状组织及网膜与侧腹壁分离。由于尚未显露的输尿管可能位于解剖区域下方，必须避免解剖过深。继续沿外侧向脾曲及内侧游离，直到在腹膜后腔内发现输尿管。将输尿管与肠系膜下动脉和肠系膜分离开，轻轻地推向外侧。也可由肾门附近向远端显露输尿管。在盆腔重建术、广泛纤维化或存在炎症的情况下，可放置输尿管支架（注意事项 6.1）。

识别输尿管并保留在后腹膜后，使用能量平台或组织闭合夹结扎 IMA。IMA 的结扎位置取

决于手术目的。对于肿瘤患者，建议在左结肠动脉起点之前行高位结扎，以保证足够的淋巴结清扫范围，结扎位点通常位于 Treitz 韧带处、十二指肠下 2～3cm 处，即腹主动脉分叉的头侧（图 6.7）。在良性疾病中，可选择在左结肠动脉分支的远端进行低位结扎，以保证降结肠的血液供应。使用手辅助装置时，在能量平台或组织闭合夹结扎 IMA 均失败的情况下，术者可用手指抓住并封闭 IMA，重新尝试结扎或转为开放手术。

结扎前，应将血管与腹下神经及后腹膜分离。使用能量平台结扎血管前，应保证血管处于无张力

图 6.6 从外侧面打开腹膜，暴露输尿管，注意保护 Toldt 线以下的腹膜后结构。牵拉结肠内侧有助于识别正确的解剖平面

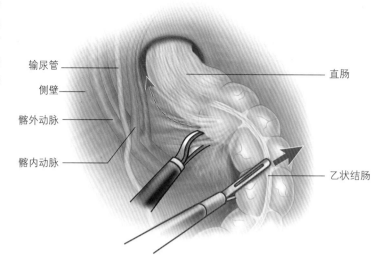

输尿管

侧壁

髂外动脉

髂内动脉

直肠

乙状结肠

图 6.7 结扎 IMA。于左结肠动脉根部近端、距离腹主动脉约 1cm 处离断 IMA。为避免结扎近端出血情况的发生，结扎时血管应保持无张力状态

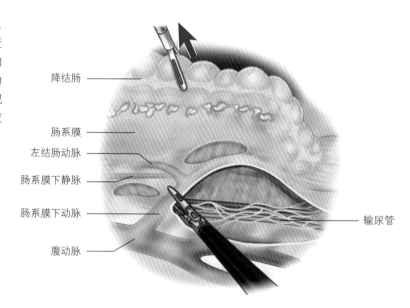

降结肠

肠系膜

左结肠动脉

肠系膜下静脉

肠系膜下动脉

腹动脉

输尿管

状态，避免周围无名血管的意外出血（小贴士 6.6）。

游离血管后，经内侧入路从后腹膜打开结肠系膜，术者持肠钳轻轻将结肠及结肠系膜向腹壁提起，然后将结肠系膜下方和 Gerota 筋膜上方的网状组织分开，沿 Toldt 线外侧，向上至胰腺下缘，向下至盆腔边缘，将腹膜后结构和筋膜连同后腹膜一起向下剥离（**图 6.8**）。利用反张力在白线前轻柔地钝性分离出无血管平面，避免出血；此时，可以使用双极或者超声刀等设备。

> **小贴士 6.6 高位结扎肠系膜下动脉**
>
> 在结扎前，用肠钳"摸"一下血管。若血管过度钙化，超声刀不能很好地结扎血管，可能导致意外出血。如果术中发现血管过度钙化，应使用线切割闭合器或血管夹等其他器械结扎血管。

图 6.8　内侧游离。充分地游离内侧有助于后续进行外侧游离，以及进入网膜囊。游离范围侧面至结肠下侧，上至胰腺边缘，下至盆腔边缘

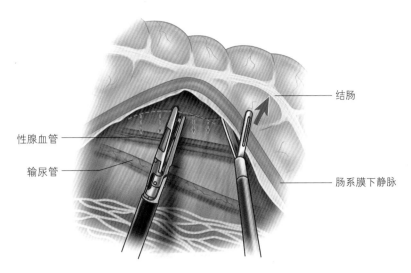

性腺血管

输尿管

结肠

肠系膜下静脉

步骤 6：结扎肠系膜下静脉（IMV）

肠系膜下静脉在游离中会显露出来，结扎肠系膜下静脉可游离更长的肠管以保证无张力吻合。助手将肠系膜向前置于肠系膜下静脉上方，然后向前朝向腹腔镜并保持张力。术者用电凝装置松解十二指肠周围粘连，在肠系膜下静脉上下各打开一个窗口，隔离 IMV 后，使用组织夹离断 IMV（**图 6.9**）。在靠近胰腺下缘的位置离断 IMV，可提供左半结肠和结肠脾曲的最佳游离长度。

步骤 7：游离降结肠和乙状结肠

游离降结肠和乙状结肠后，降结肠唯一的附着部位是 Toldt 线处的腹膜和腹壁。术者抓住结肠并将其内侧拉到腹部的右侧，若后侧已充分游离，透过附着部位能观察到紫色的组织损伤，用超声刀或者电

图 6.9　离断肠系膜下静脉。在胰腺下缘横断肠系膜下静脉有利于结肠脾曲进入骨盆，实现真正的结肠肛门吻合

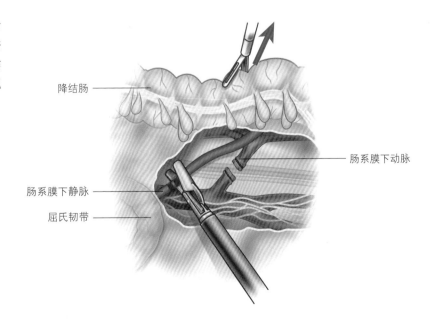

降结肠

肠系膜下动脉

肠系膜下静脉

屈氏韧带

图 6.10 解 剖 Toldt
线。外侧继续沿无血管
平面向结肠脾曲游离，
前序步骤中充分地游离
内侧有助于外侧游离

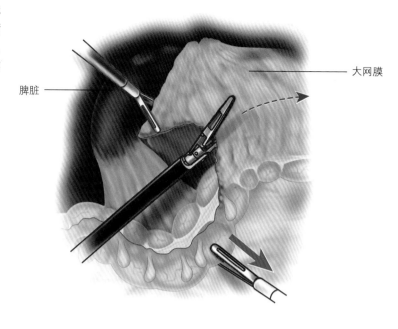

脾脏

大网膜

图 6.11 结肠脾曲。
分离大网膜与结肠，
进入结肠脾曲并剥离
附着组织，形成结肠
沟。可根据脂肪组织
的细微变化寻找肠脂
垂与大网膜之间的交
界平面

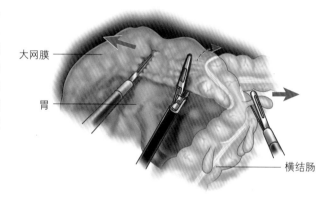

大网膜

胃

横结肠

钩等方式切开腹膜。正确的平面通常非常靠近结肠壁，横向游离过远容易进入肾脏下方的腹膜后平面。
如果在游离时难以调整操作角度，术者可以移动至患者双腿之间，经左下腹穿刺孔牵拉肠管，经右下腹
操作孔使用超声刀等设备。由于该区域组织较薄且无血管，在保持足够张力的情况下，这一步骤相对较
快（图 6.10）。

步骤 8：游离结肠脾曲

为保证无张力吻合，在直肠切除术中应游离结肠脾曲以保证肠管长度。直肠远端切除越多，越需要
游离结肠脾曲。此外，亚洲人由于乙状结肠相对于欧美人较长，对于绝大多数患者无须游离脾区。若需
要游离脾区，可参考如下方式进行：

将患者置于头高脚低位（反 Trendelenburg 位），术者在患者两腿之间移动以便于操作。可在左上腹
再建立一个 5mm 的穿刺孔，经此处牵拉大网膜，经另外一个穿刺孔轻柔地牵拉结肠而不增加脾包膜张
力，将外侧附着组织剥离至结肠脾曲及后方，直到结肠与 Gerota 筋膜完全分离。

将大网膜与结肠分离进入网膜囊。助手经右上腹穿刺孔或新建立的左上腹穿刺孔将大网膜向前侧腹壁牵拉，术者将横结肠往下牵拉，观察距结肠边缘 1cm 内的无血管平面。通常使用超声刀打开此平面，若粘连广泛可使用能量平台分离大网膜与结肠。出血通常提示术者已经偏离网膜囊并损伤了大网膜血管，此时应在止血后重新寻找正确的平面（图 6.11）。

若患者的大网膜很薄，可能难以找到网膜囊，进入网膜囊后却发现将大网膜钻出了一个洞。大网膜在正中线融合，位于镰状韧带左外侧，经此处最容易将结肠与大网膜分离进入网膜囊。回到正中线，重新识别并定位平面，当看到胃后壁时即可确定进入了网膜囊。

进入网膜囊后，继续向结肠脾曲远端扩展此平面。必须小心谨慎地解剖，尽量减少扭曲脾脏周围附着组织，防止对脾脏和脾包膜造成损伤。一般来说，术者夹住附着于脾脏的组织，助手则在尾部牵拉结肠，可防止过度扭曲脾脏附着组织。游离至接近脾脏时，可能需要切换到能量平台，及时止血。在解剖过程中要尽量靠近结肠以防止脱离正常的平面，将结肠远端拉直可以预防结肠损伤。术者应小心地将横结肠与大网膜分开并注意游离结肠的冗余度。

分离附着于脾脏的组织后，此剥离面将与在游离降结肠时形成的前侧剥离面汇合。提起结肠脾曲向右下腹牵拉，将附着的后腹膜组织剥离至结肠后。游离结肠脾曲的其他提示在第 4 章介绍。

施行手辅助腹腔镜时，将大网膜向前腹壁牵拉，助手在结肠上方向下牵拉大网膜并保持张力以便进入网膜囊。术者食指伸进网膜囊，剥离附着于结肠脾曲远端周围的大网膜组织。然后向下内侧牵拉肠脾曲，用手指钝性剥离附着于结肠上的腹膜后组织。

步骤 9：游离直肠至远端切缘（TME 过程）

患者处于更大幅度的头低脚高位（Trendelenburg 位），使小肠移动至腹腔。术者位于患者右侧，助手向上牵拉直乙结肠，从骨盆中显露出来并保持后段直肠系膜的张力，此步骤对于找到无血管平面至关重要。若向前上方牵拉直肠于骨盆外不能产生足够的张力，可将肠钳伸入直肠系膜下方并张开，把直肠从下向上抬起（图 6.12）。

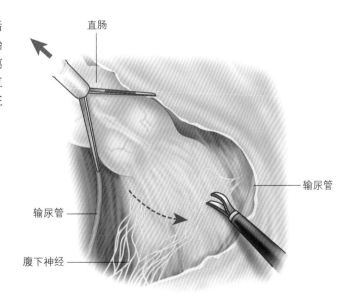

图 6.12　直肠系膜后平面。将直肠向上抬起并向前牵拉使其离开盆腔，保持后方直肠系膜张力，暴露正确的无血管平面

直肠

输尿管

输尿管

腹下神经

术者牵拉肠系膜下动脉根部旁的肠系膜，经右下腹操作孔从直肠系膜和骶前筋膜之间的无血管平面进行远端游离。该平面可视为第 4 步初始游离平面的远端延续。将腹下神经保留在深部外侧，用超声刀或者电铲等设备轻轻地在平面上呈"U"形游离，"U"形底部为直肠后方，在直肠系膜两侧边缘略微前倾。此平面通常为透明薄层，不需进行血管结扎。新辅助放疗后的患者组织可能较厚，组织水肿较为严重，此时使用超声刀游离该平面较为妥当。

助手向下和向前轻轻牵拉直乙结肠以保持反张力，当张力减小时，助手可牵拉远端直肠重新形成张力。外侧面的张力会限制后方剥离，助手将直肠拉向左侧使右侧的直肠系膜产生张力，术者游离外侧附着组织，整个过程应在直肠系膜筋膜外侧进行。此平面同样应该是无血管的薄膜状平面（**图 6.13**）。调整张力，将直乙结肠牵拉至患者右侧，并沿左侧直肠旁沟游离直肠，方法与右侧相似。

当术者游离至接近侧蒂时，少数情况下会发现直肠中血管，可用能量平台将其离断。若发生出血则表明术者已偏离血管平面，可能向内侧进入直肠系膜或向外侧偏离至骨盆内的髂内静脉。此时应充分止血，从近端直肠开始重新寻找正确的解剖平面。术者沿右侧和后侧游离直肠至骨盆底，从后方向左侧延伸继续游离，左侧部分直肠也可在右侧操作时游离，通常还需将直肠向下牵拉至右侧，从前方入路分离附着组织以完全游离直肠左侧。

应在直肠系膜平面进行操作，防止向外侧偏移，以免损伤输尿管、腹下神经和髂内动静脉。术者从右侧对直肠系膜进行标准化的游离，同时要避免偏离正确的解剖平面，因为从右侧游离直肠左侧时难以判断侧面游离程度。助手在翻转结肠时也可能造成损伤，同时还需注意避免过度扭转直肠系膜造成后方骶前静脉损伤（注意事项 6.2）。

在骶骨底部、尾骨处进入 Waldeyer 筋膜时，游离方向应从平行于直肠系膜转变为稍向前上倾，沿着骶骨和尾骨的曲线向下游离至肛管。

最后游离直肠前方。助手抓住覆盖在膀胱圆

> ⚠ **注意事项 6.2**
>
> 电灼对骶前静脉出血的止血效果不佳，可在极短的时间内发生大量失血。若骶前静脉出血，必要时应立即转换为开腹手术，及时止血。

图 6.13 侧向分离。
将结肠向对侧牵拉，使直肠系膜和筋膜形成张力，使用电刀游离

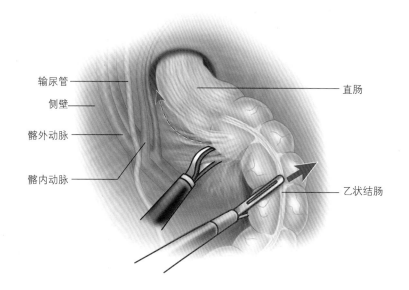

输尿管
侧壁
髂外动脉
髂内动脉
直肠
乙状结肠

顶后部的腹膜（男性）或阴道（女性），向前牵拉。在 Douglas 窝（女性患者）或者直肠膀胱腹膜反折（男性患者）处前 1 ~ 2mm 腹膜处做切口进入疏松的网状组织。若没有保持足够的张力，可能无法找到输精管或阴道顶部与直肠之间的平面。有时需使用分离钳提拉组织后形成张力，在精索前列腺后被膜与 Denonvilliers 筋膜之间游离直肠，在精索前列腺交界处横断 Denonvilliers 筋膜，沿着 Denonvilliers 筋膜与之间前筋膜间隙继续游离直肠，女性患者是在阴道后被膜与 Denonvilliers 筋膜之间游离直肠。如果肿瘤位于直肠前方，应将 Denonvilliers 筋膜与肿瘤一并切除（图6.14）。

步骤 10：离断直肠

　　首先要确定远端切缘。若肿瘤侵犯肛缘，应考虑腹会阴联合切除术（见第 7 章）。如果能保证切缘至肿瘤下缘距离足够或存在其他特殊情况，可以考虑行结肠肛管手工吻合术。在保证切缘足够的情况下，首选双吻合器技术。可以通过术中直肠镜检查或内镜下肿瘤纳米碳标记来明确肿瘤远端范围。

　　理想情况下，应游离至肿瘤下缘 3 ~ 4cm 处。继续游离肿瘤远端的原因有以下几点：①确保足够的切缘；②保证直肠残端活动度；③减小吻合口张力；④防止吻合器不慎夹闭阴道或膀胱。如果无法游离至肿瘤下缘 3 ~ 4cm，至少游离至距下缘 1cm 处。

　　离断直肠前必须裸化肠管。肿瘤位于直肠远端时，由于靠近肛缘处没有直肠系膜，因此不需要裸化肠管。对于直肠近端肿瘤，应将肠系膜环周游离，注意避免损伤直肠。助手向上牵拉直肠，在直肠切缘右侧用电装置器打开腹膜（小贴士 6.7）。使用能量平台或肠钳轻柔地游离直肠后侧系膜，使其平行于直肠展开，在游离直肠

▶ 💡 **小贴士 6.7　骨盆角度**

吻合器进入骨盆时向直肠深部倾斜，而术者游离直肠系膜时会本能地向远端游离。因此，术者裸化肠管时必须垂直于直肠，同时应保证断端血供，以降低吻合口漏的发生风险。

图6.14　直肠前方游离。是否保留 Denonvillier 筋膜取决于肿瘤的位置。向上抬起膀胱或阴道有助于在正确平面上进行游离

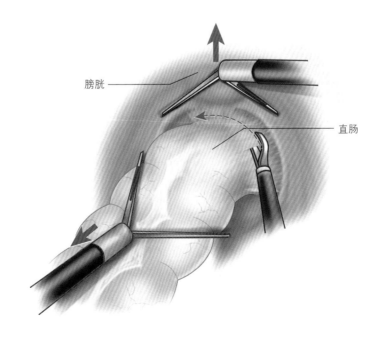

膀胱

直肠

图 6.15 吻合器。腹
腔镜直肠前切除术的
一个关键步骤是放置
一个垂直于直肠的吻
合器，以尽量减少各
相交的缝合线

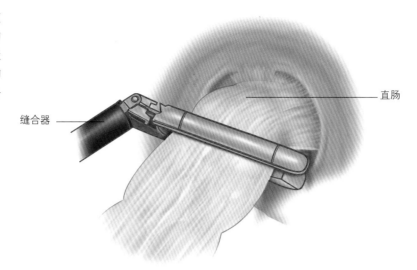

直肠

缝合器

系膜组织，暴露直肠后壁后，用能量平台切除直肠后方和侧方组织。结扎横贯直肠系膜的痔上血管分支
防止出血，然后逐步游离附着于直肠的组织。牵拉组织暴露直肠，游离直肠侧面，以及后方组织。将直
肠推向患者右侧，以相同的方法裸化左侧直肠（图 6.15）。若在吻合前未完全游离直肠系膜，可能会导
致吻合口出血，或由于组织太厚而导致吻合器无法闭合。

施行手辅助腹腔镜手术时，更容易找到直肠和直肠系膜之间的平面，进入此平面后，能量平台很容
易将直肠系膜分开。术者可通过触觉确定合适的远端切缘和离断直肠位点，通常不需要通过腹腔镜下直
视来确认切缘。

裸化肠管后，用腹腔镜线切割闭合器离断直肠。经位于右下腹、左下腹或新增加的耻骨上
12mm 穿刺孔（或将穿刺器转换至 12mm 孔径）置入线切割闭合器。若无法调整到合适角度可做一
Pfannenstiel 切口，通过该开放切口置入弧形或直线形切割闭合器，以便于离断肿瘤远端的直肠。可通
过 Pfannenstiel 切口取出肿瘤标本。

离断直肠可能需要多次激发切割闭合器。理想的情况是一次激发即离断直肠，这样能减少钉线交
叉或形成斜角的概率，降低吻合口漏的发生风险。在骨盆狭窄的患者中，60mm 吻合钉可能过长，甚至
45mm 或 30mm 吻合钉均可能因空间狭窄而难以操作。吻合钉应尽量与直肠垂直，这样能尽量减少激发
次数。当需要多次激发时，每根吻合钉主线应位于前一根主线上，防止成角。

离断直肠后，用肠钳夹住近端肠段，扩大切口，将标本移至体外。

步骤 11：结肠体外化与标本取出

辅助切口的选择包括以下 3 种：①扩大左下腹穿刺孔形成左下腹切口；② Pfannenstiel 切口；③扩
大拟行回肠造口部位的穿刺孔。取出近端结肠前在辅助切口处应置入切口保护器，防止污染切口，移除
肿瘤标本后关闭切口保护器可重新建立气腹（见第 1 章）。如果手辅助腹腔镜手术，则取下封闭帽，通
过手孔取出标本。

术者将直肠挪至切口处，助手用 Babcock 夹住直肠，轻轻地从切口取出，不要用力过度以免造成肠

管撕裂。取出直肠后，选择近端切缘的位置。近端切缘距肿瘤边缘应至少 5cm，肿瘤标本应包括完整的肠系膜下动脉蒂以确保足够的淋巴结清扫范围。左半结肠由中结肠动脉的边缘动脉供血，应根据远端切缘选择合适的近端切缘，确保剩余肠段有足够的血供，同时需预留足够长的肠段进行无张力吻合。确定近端切缘后，用能量平台或 0 号可吸收线或丝线裸化肠管（小贴士 6.8）。裸化过程中应注意肠系膜渗血情况，若出血较少，可再选取更近端的肠管。

裸化肠管后，用荷包吻合器或自动荷包吻合装置离断结肠。也可手动行荷包缝合，用 0- 聚丙烯线以棒球缝合法缝合全层结肠，每针相距约 2mm，绕肠 1 周。置入管状吻合器的钉砧头，收紧荷包线，确保黏膜紧贴在钉砧头的轴上。最后，将结肠放回腹腔，更换手套，把污染器械置于无菌区外。

> ▶ 💡 **小贴士 6.8　检查血液供应**
>
> 在离断左半结肠边缘动脉前，应检查近端切缘血供，确保有搏动性血流流向切缘。先将止血钳置于边缘动脉旁，用剪刀切断动脉，如果出血量充足则夹闭止血钳并结扎血管。如果出血量较少，则选择更近的位置再次检查血流量。

> ▶ 💡 **小贴士 6.9　对接钉砧头与中心杆**
>
> 引导直肠和中心杆远离镜头，稍微朝向患者左侧偏移，有助于观察吻合器。使用两个肠钳来牵引钉砧头，使其平稳地与吻合器中心杆对接。

步骤 12：吻合

关闭辅助切口，重建气腹。关闭辅助切口的方式可直接缝合切口筋膜，也可扭转伤口保护器后用 Kelly 钳咬合。若行 Pfannenstiel 切口，也可以直接可视化吻合。

检查游离肠段的长度，确保结肠远端进入骨盆时处于无张力状态。如果长度不足，可以游离全部结肠脾曲（若未完成），离断 IMV，或完全游离附着于后腹膜底部的降结肠系膜。偶尔会出现大网膜附着在降结肠上的情况，此时应同时游离大网膜。将结肠系膜横向切开也可延长肠段长度。如果肠段长度仍然不足（通常是由于肠系膜栓塞），可以切除小部分肠系膜以增加长度。在极少见的情况下，需继续结扎近端肠系膜，有时需切开整个横结肠系膜，甚至结扎结肠中动脉，依靠回结肠动脉供血。若要游离这么多的肠系膜，需再次确认结肠断端是否有足够的血供。游离足够肠段后，沿着肠系膜的游离缘从吻合钉近端检查到腹膜后，或者沿着结肠带检查至盆腔，确保肠系膜没有扭转。此外，应检查有无小肠从结肠下方穿过，可能导致术后肠梗阻或缩短游离结肠长度，增加吻合难度。

吻合时，经肛门轻轻塞入管状吻合器。助手位于患者双腿之间，充分润滑后扩肛至 2 ~ 3 指，置入吻合器。

对于结肠肛管吻合术，必须避免吻合器过于用力而破坏直肠吻合钉线。管状吻合器应该小心缓慢地沿着骶骨的弯曲进入，术者通过腹腔镜观察吻合器的进入程度并指导助手。此时，应让器械护士或第二助手控制腹腔镜的镜头。

管状吻合器到达直肠断端后，使吻合钉线置于管状吻合器的中间部位（图 6.16）。此时，确保吻合器头部与直肠断端齐平。术者用肠钳轻柔地牵引直肠末端，助手则将吻合器收回并重新插入调整至正确

图 6.16 管状吻合器。
管状吻合器进入直肠
残端，调整中心杆至
吻合钉线的前部或后
部，位于后部更能避
免在低位吻合时损伤
阴道

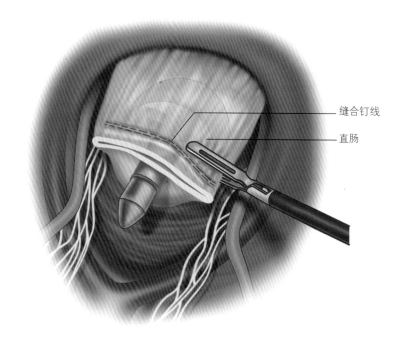

缝合钉线

直肠

的位置。此时，助手旋出中心杆，在此过程应保持吻合器稳定，避免吻合器后退或偏移。术者抓住近端
肠管断端的钉砧头，将其与中心杆对接（小贴士 6.9）。助手关闭吻合器后激发。打开吻合器后，边旋
转边退出吻合器。检查上下切缘是否均为完整的环。肿瘤患者，上下切缘作为标本送病理检查。

退出管状吻合器后，注水充满盆腔，经肛门使用球形注射器、直肠镜或柔性内镜向肠腔充气进行测
漏试验。对气体漏出的部位进行处理，常见方法有直接缝合、重建吻合口，同时或单纯行转流术。

步骤 13：回肠襻式造口

若有必要，行襻式回肠造口术。扩大回肠造口位点的穿刺孔或重新选择造口位点做切口，形成一个
两指宽的环。使用阑尾钳牵拉组织，形成深度足够操作的小环。依次打开前后筋膜并扩张至两指大小。
保留腹直肌，将其向两侧牵拉。

将回盲瓣近端回肠移动到造口位点，检查小肠无扭曲。选择适合造口的回肠段，既不影响营养
吸收，又有足够的远端长度，近端还需保留足够的长度以便后期行造口还纳术。一般选择距回盲瓣
20～30cm 处的回肠，用腹腔镜肠钳夹住此部位防止扭转。助手在腹腔镜下明确回肠定位后将其送到
Babcock 处，经环形切口伸入 Babcock 拉出回肠，近端肠管在上，远端肠管在下放置。关闭其他穿刺孔
后，行 Brooke 式回肠造口术。

步骤 14：关腹

在其中一个穿刺孔留置引流管（若需要）。关闭辅助切口和 12mm 穿刺孔的腹膜，然后缝合所有皮
肤切口。

特殊注意事项

手辅助腹腔镜手术（HALS）

直肠切除术需要根据患者的解剖结构、疾病进展程度和术者操作是否便利选择不同术式，常见的选择是手辅助腹腔镜手术。根据术者的偏好，选择合适位点做 Pfannenstiel 切口或垂直于正中线的切口，置入手辅助装置（Gelport）。Pfannenstiel 切口更为美观，移除手辅助装置后可在开放状态下进行解剖，便于观察骨盆。垂直于正中线的切口则更便于游离结肠脾曲，在需要时便于转换为开腹手术。

此技术有以下优点：

- 更利于游离肥胖患者较厚的肠系膜。
- 因远端不清晰而难以判断肿瘤下缘时，能更好地判断肿瘤位置。
- 缩短手术时间。

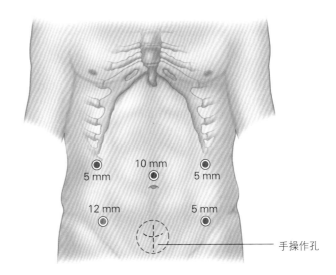

图 6.17　HALS 中穿刺孔的位置。可通过 Pfannenstiel 或垂直于正中线的切口留置手辅助孔。为防止术中手与器械擦碰，其余操作孔应远离手操作孔

做垂直于正中线的切口时，切开筋膜，扩大切口至足以容纳术者的手后，首先建立手辅助孔，建立气腹，在耻骨上建立 5mm 穿刺孔，在右下腹置入 12mm 穿刺孔（**图 6.17**）。通常，建立一个手辅助孔，在本质上可替代 2 个常规的操作孔。在纯腹腔镜手术时，偶尔会在预定的回肠造口位点做 12mm 操作孔。

除在外侧至内侧入路中移动降结肠和乙状结肠以外，HALS 直肠切除术的步骤与单纯腹腔镜手术非常相似。

请参阅本章的注释，详细了解手辅助腹腔镜手术与单纯腹腔镜手术器械的具体使用方法。

结直肠和结肠肛管吻合方式（图 6.18）

结直肠和结肠肛管吻合有多种方式（结直肠直接吻合、手工缝合结肠肛管、Baker 吻合、结肠"J"形贮袋成形）。吻合方式取决于多种因素：结肠和直肠远端残端长度、肿瘤位置、术者偏好和患者的解剖结构。由于外科肛管和解剖学上肛管的定义不同，结肠肛管吻合术的定义存在争议。在本书中，我们将结肠与外科肛管吻合定义为超低结直肠吻合术，将手工缝合结肠与齿状线定义为结肠肛管吻合术。无论采取何种吻合方式，腹部结肠游离部分都是相同的。

最常用的吻合方式是离断直肠并移除肿瘤后直接行结直肠吻合术，其步骤见上文步骤 9。远端直肠需保留足够长度以容纳管状吻合器的柄。

为改善低位结直肠与结肠肛管吻合术后的肠道功能，可行结肠"J"形贮袋肛管吻合术或结肠肛管

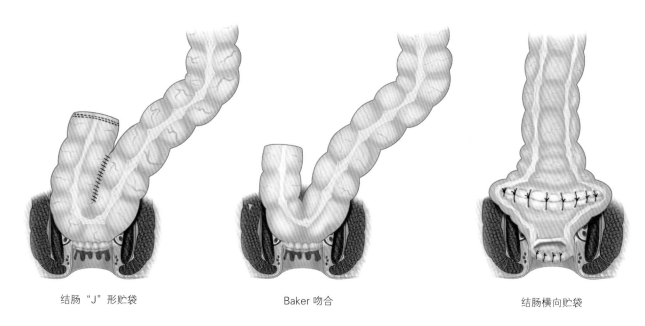

结肠 "J" 形贮袋   Baker 吻合   结肠横向贮袋

图 6.18 结肠肛管吻合。结肠肛管吻合术有 3 种方式：结肠 "J" 形贮袋肛管吻合术、Baker 吻合术（侧对端）和结肠横向贮袋肛管吻合术。这些方式有助于解决直肠切除术后早期患者储便问题

端侧吻合术（Baker 式）。数据显示，在"新直肠"中建立一个更大的贮袋可以改善其功能，直接吻合、"J"形贮袋结肠肛管吻合和 Baker 吻合 3 种方式的长期效果无明显差异。与传统的端端吻合术相比，"J" 行贮袋吻合术和 Baker 吻合术都需额外使用吻合钉，因而不适用于骨盆狭窄或结肠长度不足的患者。

步骤 9 中，在近端结肠移出体外时创建结肠"J"形贮袋。结肠"J"形贮袋的构造与回肠"J"形贮袋相似，但体积明显更小。将末端结肠折叠形成一个 6 ~ 8cm 的小袋，切开贮袋近端结肠，用线型切割闭合器吻合贮袋的相邻肠壁，形成一个较大的"新直肠"储存腔。将管状吻合器的钉砧头置于"J"形贮袋顶端，用 2-0 可吸收缝线固定。然后用线型切割闭合器或双层手工缝合关闭结肠横切口，确保贮袋的入口不会过于狭窄。最后将结肠贮袋放回腹腔（如上所述）。

> ⚠️ **注意事项 6.3**
>
> 行 Baker 吻合时，管状吻合器位置距离线切割缝合钉的位置应不小于 3cm。此距离小于 3cm 可能导致两处缝合钉之间肠管出现局部缺血，增加吻合口漏的发生风险。

> 💡 **小贴士 6.10   结肠肛管手工吻合术**
>
> 手工缝合时，在离断近端结肠前先扩张结肠的前部，在截石位 3 点、9 点和 12 点用 2-0 可吸收缝线将结肠固定于肛门上，以防止近端结肠回缩进骨盆，同时可清楚地暴露全层直肠壁和结肠壁。

与结肠"J"形贮袋肛管吻合术相比，端侧吻合或 Baker 吻合术后的肠道功能预后没有较大差异，且操作更为简单。切除结肠近端边缘，使结肠保持开放状态，将钉砧头置于距离切口 4 ~ 5cm 的结肠顶端，然后用线型切割闭合器封闭结肠游离端，放回腹腔（注意事项 6.3）。

结肠肛管手工吻合

　　直肠肿瘤位置极低时，从腹部入路无法确定离断直肠切缘，必须经肛门离断远端直肠，将结肠向下牵拉并直接与齿状线缝合。在游离会阴部时，需使用 Lone Star 盘状拉钩使肛管外翻，暴露齿状线。肾上腺素局部浸润直肠黏膜后，用电灼装置在近齿状线 1mm 处直肠做环周切口，将直肠近端（包括肿瘤）从肛门中取出。如果标本太大无法经肛门取出，则经直肠切开标本或经腹部切口取出标本。可以用 Babcock 协助取出标本。

　　取出标本后，将近端结肠全层切开，用 2-0 可吸收缝线间断缝合结肠和直肠全层（小贴士 6.10），注意紧密缝合黏膜（图 6.19）。可按照前序步骤行近端肠道转流术。

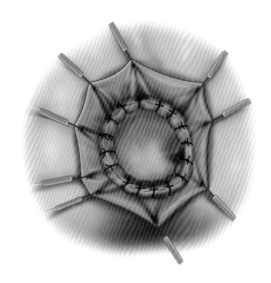

图 6.19　结肠肛管手工吻合。用 Lone Star 盘状拉钩辅助扩张肛门以便于缝合。一般来说，在截石位 3 点、6 点、9 点和 12 点行全层缝合，其间行多次黏膜 / 黏膜下缝合

第7章　腹腔镜腹会阴联合切除术
Abdominal Perineal Resection

Bradley J. Champagne, Mark L. Manwaring
译者：柯重伟，王会鹏　　　　校对：钟　鸣

摘要

　　腹腔镜下腹会阴联合切除术的切除范围包括乙状结肠、直肠、肛门及周围盆底肌肉组织，最后行结肠造口。该术式的适应证包括低位直肠癌或复发性肛门癌。有时，也适用于炎症性肠病或妇科恶性肿瘤。

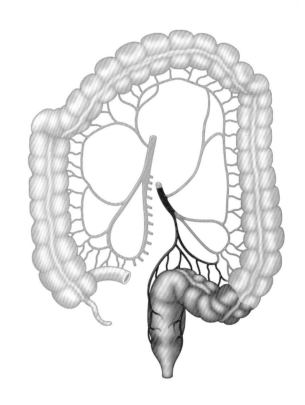

Bradley J. Champagne (⊠)
Department of Surgery, Cleveland Clinic Fairview
Hospital, Cleveland, OH, USA
E-mail: Bradley.Champagne@UHhospitals.org

Mark L. Manwaring
Saint Thomas Medical Partners in Murfreesboro,
Greenville, TN, USA
E-mail: mark.manwaring@me.com

© Springer Nature Switzerland AG 2020
Sharon L. Stein, Regan R. Lawson (eds.), Laparoscopic Colectomy,
https://doi.org/10.1007/978-3-030-39559-9_7

适应证

- 远端直肠癌。
  - （1）肿瘤患者：
    - 侵犯耻骨直肠肌或肛门括约肌。
    - 在不切除肛门括约肌前提下，肿瘤远端切缘不够。
  - （2）术前有尿失禁或大便失禁的患者。

（3）高龄、体弱或不能承受结肠－肛管吻合和二次手术风险的患者。

（4）能够接受结肠造口而非肠道功能障碍的患者。

- 无法完成结肠－直肠吻合的复发性直肠癌。
- 肛门癌。

（1）放化疗失败后复发。

（2）无法承受同步放化疗。

- 结肠－直肠吻合失败。
- 难以治疗的肛周克罗恩病。

术前准备

- 恶性肿瘤的术前分期进行下列准备：

（1）直肠指检、乙状结肠镜或肛门镜检查。

（2）直肠腔内超声或盆腔 MRI 检查，用于肿瘤局部分期（T、N）。

（3）结肠镜检查排除多部位的病变。

（4）胸部、腹部和骨盆 CT。

（5）癌胚抗原等肿瘤指标。

- 是否进行新辅助放化疗。
- 术前咨询造口护理、学习和标记（见特别说明）。
- 术前评估大便失禁的可能性。
- 机械肠道准备与口服抗生素。
- 预防深静脉血栓形成。
- 术前预防性应用抗生素。
- 根据需要联合泌尿科、妇科、整形外科。

（1）考虑置入双侧输尿管支架。

（2）考虑行子宫切除术和双侧输卵管卵巢切除术。

（3）考虑进行肌肉筋膜皮瓣整形。

手术步骤

- 摆放体位。
- 步骤 1：建立腹腔镜操作通道。
- 步骤 2：术中分期，评估是否转移。
- 步骤 3：恢复正常解剖部位。
- 步骤 4：暴露肠系膜下动脉，显露输尿管。
- 步骤 5：离断肠系膜下动、静脉。
- 步骤 6：游离降结肠。
- 步骤 7：全直肠系膜切除。
- 步骤 8：分离结肠系膜和乙状结肠。
- 步骤 9：带血管蒂的网膜瓣覆盖会阴部或关闭盆底腹膜。
- 步骤 10：结肠造口。
- 步骤 11：会阴部解剖。

手术器械

- 5mm 穿刺器（3）。
- 12mm 穿刺器（1）。
- 12mm Hassen 穿刺器（1）。
- 30° 腹腔镜镜头（1）。
- 腹腔镜无损伤钳（2~3）。
- 腹腔镜灯笼钳（1）。
- 腹腔镜波浪钳（1）。
- 超声刀 / 电铲（1）。
- LigaSure 腹腔切割闭合器（1）。
- Hem-O-Lok 等血管夹。
- 线性切割闭合器。
- 会阴部及盆底手术器械。
- Lonestar 或其他牵开器。

腹腔镜腹会阴联合切除术中的患者体位（**图 7.1**）。

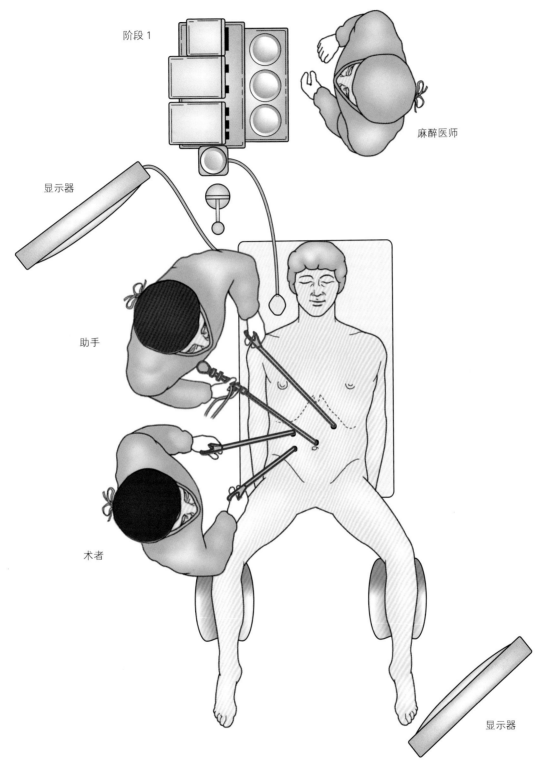

图 7.1　患者体位：患者取改良截石位，右上臂固定在身体侧方，根据麻醉需要，左上臂可置于身体侧方或外展固定。术者和助手位于患者右侧，显示器可位于患者左足侧

患者取截石位（**图 7.1**），固定在含有塑形垫或凝胶垫的手术床上。右上臂收拢。如果麻醉需要，左上臂可以固定在手术台侧方或外展。

为了方便会阴部手术操作，患者体位非常重要。抬脚架的支点应该在臀部水平，这样患者就可以过渡到高截石位，以便进行会阴部手术。

手术期间，术者位于患者右侧。助手通常也位于患者右侧，显示器位于患者左足侧。

手术前，应再次进行直肠指检确认肿瘤的位置，用稀释的聚维酮碘溶液冲洗直肠，用"蘑菇导管"彻底引流，确保直肠内粪便排泄干净。用 0 号聚丙烯缝线缝合关闭肛门，减少粪便污染（小贴士 7.1）。消毒铺巾，留置导尿管。

小贴士 7.1　缝合肛门

也可在完成腹腔手术后再缝合肛门，如果这样，应在会阴部手术前完善术前准备。

手术步骤

步骤 1：建立腹腔镜操作通道

腹腔镜腹会阴切除术（APR）开始时的手术步骤与左半结肠手术相似，可采用多种手术入路，详见第 1 章。笔者偏好 10～12mm 脐下穿刺孔，采用 Hassan 10mm 穿刺器，利用此技术可对腹壁筋膜进行荷包缝合，手术结束时能够更好地关闭穿刺孔。

建立气腹后，于患者右侧腹壁建立 2 个 5mm 穿刺孔。右下象限穿刺孔位于髂前上棘外侧上两横指宽处，右上象限穿刺孔位于向头侧一手宽处，并与右下象限的穿刺孔平行。另取 5mm 穿刺器置于左侧术前标记的拟造口处（**图 7.2，小贴士 7.2**）。

根据盆腔解剖和肿瘤的位置，有时需要在耻骨上区域额外建立一个 5mm 穿刺孔（**图 7.3，小贴士 7.3**）。

在大多数患者中，术者利用右侧的穿刺孔进行操作，助手通过左侧穿刺孔将结肠和直肠从骨盆中提起。

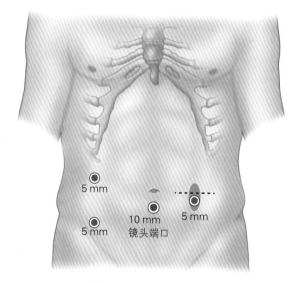

■ 穿刺孔 / 结肠造口 / 位置

图 7.2　穿刺孔部位。观察孔是 10～12mm 脐下切口，采用荷包缝合的 Hassan 技术，防止漏气（右上象限和右下象限），以及在标记造口位置建立 5mm 的穿刺孔

小贴士 7.2　肥胖患者的气腹建立

在肥胖患者中，可先用穿刺针建立气腹，之后再置入穿刺器。

步骤 2：术中分期，评估是否转移

建立气腹后，评估腹膜及肝脏表面是否有转移灶。虽然术前腹部增强 CT 在大多数情况下可以判断是否属于Ⅳ期肿瘤，但有时转移灶通过 CT 很难发现，只有在术中才能发现是否有转移灶。如果存在多处腹膜转移灶，而患者没有梗阻症状，应考虑中止手术。如果患者有梗阻症状，并有腹膜和 / 或弥漫性肝脏转移，可考虑行乙状结肠造口术。如果对于Ⅳ期肿瘤术前没有组织病理学诊断，应进行腹腔镜活检。

步骤 3：恢复正常解剖部位

这个简单但必要的步骤是任何腹腔镜结直肠切除术的第一步。有 3 个主要原因可能导致患者解剖部位发生改变。首先，先前腹部手术的粘连会束缚患者的大网膜、小肠，或大肠到腹壁或骨盆；这些粘连会阻碍盆腔的充分暴露，必须及早分离。如第 10 章所述，可以进行粘连松解。其次，如果患者接受过放疗，辐射范围可能延伸到盆腔上方。术中应对末端回肠和乙状结肠进行检查评估，看是否存在损伤。如果回肠严重粘连，考虑行小肠部分切除。最后，憩室炎可能将乙状结肠固定在非自然部位。通过松解左侧腹壁和骨盆侧的粘连，可以将结肠恢复到与肠系膜下动脉相连的正常解剖部位。

▶ 小贴士 7.3 　子宫悬吊

对于较大或松软的子宫，可以通过体外缝合进行悬吊。利用单股缝线穿过腹壁绕身后再回穿透腹壁（图 7.3）。

▶ 小贴士 7.4 　暴露 IMA 根部

IMA 根部显露不清时，助手用力上提直肠乙状结肠交界处，轻轻地前后移动血管，直到清楚地暴露血管根部。

图 7.3 子宫悬吊。利用 Keith 悬吊子宫：用单丝缝合垂直穿过腹壁，提起增大或松软的子宫。缝针穿过子宫外侧的阔韧带，通过子宫下方后，穿过对侧阔韧带和腹壁。止血器固定缝线，也可以向上提起增加子宫张力，在手术结束后剪除缝线，将子宫恢复到正常解剖位置

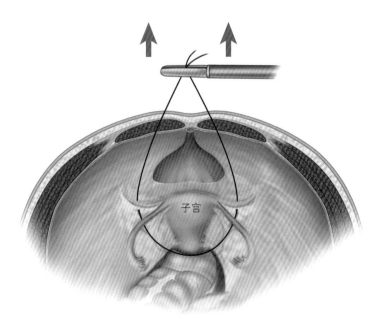

步骤 4：暴露肠系膜下动脉，显露输尿管

完成结肠复位后，患者稍微向右、向下旋转。将大网膜置于横结肠上方，小肠从骨盆提出置于右上腹部，提供更大的操作空间。

通过牵拉直肠乙状结肠交界处的肠系膜（小贴士 7.4），识别进入骨盆的肠系膜下动脉和直肠上动脉。术者向前外侧方向牵引肠系膜，并适当移动直肠乙状结肠，识别肠系膜下动脉，使腹膜处于适当的张力。助手对肠系膜使用相同的牵拉，解放术者双手。

用电剪从骶岬前约 5mm 处切开腹膜，向 IMA 的根部切开。打开正确的解剖平面，CO_2 进入该平面，有利于层面的分离（图 7.4）。

正确的直肠系膜间隙是在 IMA 的下一层。助手通过牵拉直乙交界处，适当调整张力和方向，暴露出 IMA 后方的腹下神经。术者增加额外的牵引力，进一步暴露游离平面。结肠系膜的下方是一层连接到 Toldt 膜上方的结缔组织。当建立 IMA 下方的空间后，术者持肠钳进入该解剖平面，将远端结肠系膜向腹侧和头侧方向提起。在解剖过程中，应避免层次过深，会增加损伤髂血管或自主神经的风险。

下一步的关键是识别输尿管（注意事项 7.1）。找到输尿管后并观察等待 60s，看到输尿管蠕动后继续进行解剖（图 7.5）。若未识别输尿管，应将肠钳稍微向后，确保没有把输尿管与结肠系膜一同提起。如果仍不能确定输尿管的位置，应仔细评估解剖结构，确保平面正确后，进一步向远侧分离直肠和乙状结肠，以便更好地识别盆腔侧壁。

此时，若仍无法识别输尿管，术者提起结肠，转至外侧入路，用电刀分离结肠侧壁的附着处，将直肠乙状结肠进一步提起，辨认输尿管。最后，将白线横向分开，打开此处平面，从左侧识别输尿管。在 IMA 根部两侧分离输尿管，然后继续头侧分离，以保证安全地离断 IMA 根部。

> ⚠️ **注意事项 7.1**
>
> 在使用任何能量装置或吻合器之前，必须识别并保护输尿管。

图 7.4 在肠系膜下动脉深层进入直肠系膜间隙。助手牵拉乙结肠提供张力，在骶岬前进入，打开直肠系膜间隙平面后，CO_2 将进入该空间，显示出正确的平面。该平面应位于腹下神经的表面和内侧，与直肠系膜筋膜之间

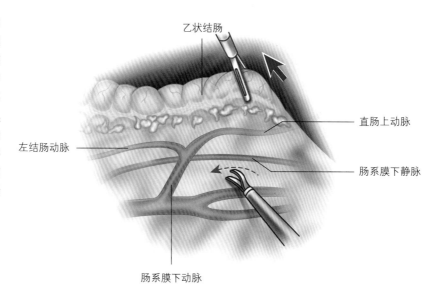

步骤 5：离断肠系膜下动、静脉

最佳的淋巴结清扫范围是从肠系膜下动脉根部至左结肠动脉之间的区域。对于良性疾病或老年患者，也可保留左结肠动脉，保证或改善降结肠和乙状结肠的血供。

对于恶性肿瘤，为了安全地离断 IMA，需要在 IMA 的头侧建立空间。术者提起 IMA，向尾侧牵拉，利用 Maryland 抓钳和电刀分离 IMA 头侧的侧腹膜，拓展空间。助手可向结肠近端牵拉以保证良好的张力。

IMA 周围肠系膜可以在结扎血管前用双极能量进行分离，以暴露血管根部。具有血管夹闭功能的腔内闭合器也是安全和有效的（图 7.6）。在高位结扎 IMA 后，IMV 可以用类似的方式离断，并与左结肠一起分离，因为它们距离比较近。离断 IMA 和 IMV 后，横向钝性分离肠系膜组织。

图 7.5　识别输尿管。离断 IMA 前确定输尿管的位置是至关重要的。通过提起 IMA 和肠系膜，可以清楚地识别蠕动的输尿管

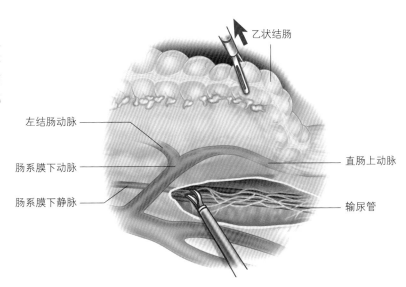

图 7.6　高位结扎 IMA。在血管的近端和远端拓展空间，解剖 IMA 周围肠系膜。助手牵拉近端结肠提供张力，术者提起 IMA，向尾部牵拉。然后术者在血管的右侧进行分离

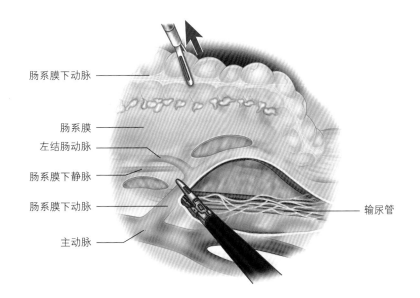

步骤 6：游离降结肠

离断肠系膜下动脉后，左侧结肠系膜可与腹膜后间隙分离出来。将患者从屈式体位（头低脚高约 45°仰卧位），变成左高右低位，暴露手术区域。术者将结扎的血管及结肠系膜向上牵引，继续向下分离。沿着 Toldt 间隙、左侧结肠旁沟继续向两侧分离，并达胰腺上方。向内侧分离越多，降结肠的活动度就越大。

通过用无损伤肠钳在右上象限穿刺孔将降结肠和乙状结肠向内侧牵拉，通过右下方穿刺孔，在白线内侧 1mm 处游离，抬高左结肠，使其与后腹膜游离。继续沿头侧方向进行解剖，至拟行结肠造口腹壁部位（小贴士 7.5）。

小贴士 7.5 结肠造口的长度

用于造口的结肠末端达到腹壁时，不应有张力。结肠胀气可能会影响对结肠长度的判断，所以在检查结肠长度时，保持结肠空虚。此外，近端结肠游离过长会增加造口旁疝或造口脱垂的风险。

小贴士 7.6 牵开张力：向外上方牵引

为了便于暴露骨盆，将肠钳放置在中段直肠后方。向腹壁上方（前方），略向骨盆外（头侧）牵引。

步骤 7：全直肠系膜切除

患者再次改为头低脚高约 45°仰卧位，小肠向头侧移位，提起直肠乙状结肠交界处，进入骶前间隙。利用无损伤钳牵引乙状结肠和直肠，就像在开放盆腔解剖中使用 St.Mark's 牵开器一样（小贴士 7.6）。

无血管平面是直肠系膜剥离的理想平面，用双极电凝或电刀进行分离。确认直肠系膜后方几乎透明

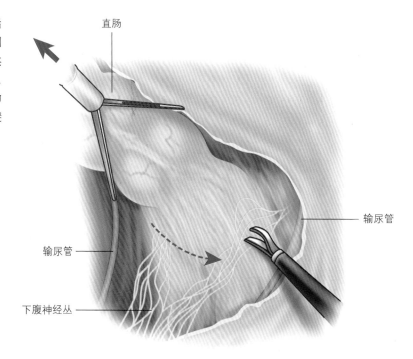

图 7.7 游离直肠后间隙。直肠系膜呈倒"U"形，为剥离提供了可见的薄膜平面。助手提供向上的张力来暴露空间。术者避免损伤下腹神经丛

直肠

输尿管

输尿管

下腹神经丛

的间隙后，用电刀切开。注意保护两侧的腹下神经，因为它们紧贴两侧骶岬表面进入骨盆。继续在无血管、疏松的平面向盆底游离（**图7.7**）。

分离前外侧组织到失去张力时，转向直肠右侧继续分离，此时，将直肠向骨盆左侧牵引，继续分离组织，分离到精囊或直肠阴道隔。除侧方外，其余部位均无血管，或许有少量的脂肪组织和结肠血管从侧壁穿过至直肠系膜。

分离直肠左侧系膜时重复上述操作，术者将直肠向骨盆右侧牵拉，助手进行反作用力（**图7.8**），有助于术者进一步沿直肠系膜后方分离至 Waldeyer 筋膜。大多情况下，尤其是肥胖患者或骨盆狭窄的男性患者，必须完成部分或全部的前侧剥离，才能提起骨盆中的直肠，获得足够的空间来完成后侧的游离。

在完成后方和两侧游离后，助手通过左髂部穿刺孔，用无损伤肠钳牵拉前方的腹膜，同时将直肠自由地拉出骨盆。从两侧腹膜游离的边缘继续分离前方腹膜（**图7.9**）。游离直肠前方是两侧向中间延伸的过程。该解剖平面向前平行于直肠，除非从肿瘤学角度来解剖，否则邓氏筋膜应完好无损。邓氏筋膜把前列腺、精囊腺、阴道后壁与直肠前壁分开（小贴士7.7）。

手术标本是不允许有"腰部"的，这是非常重要的。应保持直肠系膜的完整性，新辅助放疗后直肠系膜与肛提肌会有连接或粘连，应保持完整，并与标本一起取出（**图7.10**）。

直肠分离困难程度取决于患者的体质、骨盆大小，以及肿瘤大小和位置。在某些情况下，通过腹腔镜进行直肠分离是非常困难的。低位且较大的直肠前壁肿瘤、严重肥胖的男性患者或粘连在阴道后壁的肿瘤可能需要通过下腹中线切口或下腹横切口（注意事项7.2）来进行手术。

> ▶ 💡 **小贴士 7.7　抬高阴道**
>
> 女性患者阴道内置入海绵棒，向前抬高，也有助于分离。

> ▶ ⚠️ **注意事项 7.2**
>
> 如果分离前方时，难以辨别是肿瘤还是放射导致的纤维化组织，应转为开腹手术或混合入路手术。

图 7.8　游离直肠右侧。术者将直肠向左侧牵拉出骨盆，助手在离解剖面较远的侧壁上撑起帐篷，沿着邓氏筋膜进行解剖

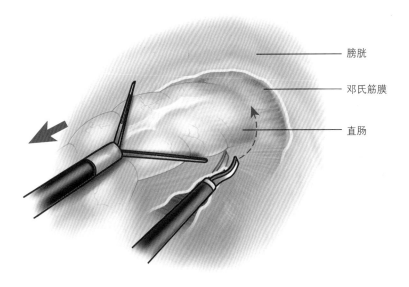

膀胱

邓氏筋膜

直肠

图7.9 游离直肠前壁。膀胱或阴道前方提供张力，用电刀打开平面，除非有肿瘤侵犯，应保留阴道或精囊血管

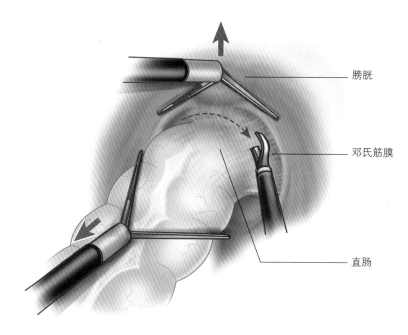

膀胱

邓氏筋膜

直肠

完成直肠前壁分离后，再次检查两侧和后方平面，以确定是否可以分离更多的组织。接着，继续向前游离，直到在侧面看到肛提肌，在后方可触及尾骨。同时进行阴道指检，确认分离范围达到肿瘤安全距离（**图7.11**）。

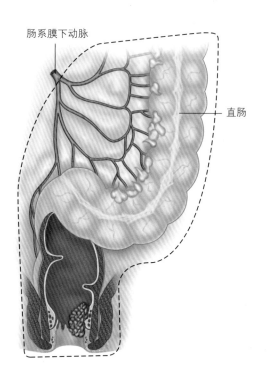

肠系膜下动脉

直肠

图7.10 腹会阴联合切除。对于腹会阴联合切除术，标本应该包含肛提肌这一重要部分，并且没有腰围。此图展示的是肛提肌外侧 APR 手术

步骤8：分离结肠系膜和乙状结肠

在此之前，乙状结肠肠系膜和结肠保持完整，

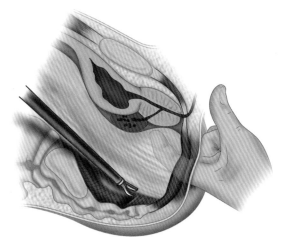

图7.11 确认解剖位置。从腹腔分离到达肛提肌时，可以通过直肠指检来确定分离的位置。重要的是不能有"圆锥"形的标本，确保手术中的无瘤原则；若肿瘤侵犯肛提肌，则一并切除侵犯的肛提肌

防止进入盆腔而影响手术视野。当然，在某些患者中，先将结肠系膜和乙状结肠游离，可以改善手术视野，这也是非常合理的。

术者通过右下侧穿刺孔将肠系膜下动脉根部提起，通过右上穿刺孔插入双极电凝进行操作，助手将结肠向前提拉。应预先选择一段血供良好的结肠，在预定的位置进行造口。将肠系膜垂直于结肠，并靠近 IMA/ 左结肠动脉进行分离。裸化肠管后，通过脐部的 12mm 穿刺孔置入吻合器离断结肠，此时，观察孔为右侧穿刺孔（图 7.12）。需要注意的是，结肠系膜分离期间，切忌将结肠末端系膜去除，保护血管边缘弓防止结肠局部缺血。

步骤 9：带血管蒂的网膜瓣覆盖会阴部或关闭盆底腹膜

从辅助切口提出近端结肠之前，如果腹腔内有足够的大网膜，可以用带血管蒂的大网膜瓣覆盖盆腔入口。有助于防止患者术后小肠襻进入，骨盆深处，减少小肠梗阻或会阴疝的发生率。带蒂大网膜瓣主要是由横结肠左侧和胃网膜血管弓附着的大网膜而形成的。

在镰状韧带的外侧分离并保护胃网膜动脉，在胃网膜动脉的下方打开大网膜，继续游离到达脾曲后，游离左侧腹壁及脾脏所有的网膜。此外，也可以游离结肠网膜，到达脾曲，就如在第 4 章脾曲的游离所述。从左侧游离是充分的，可以将无张力的网膜覆盖盆腔。大网膜可由左侧结肠旁沟延伸进入盆腔，用 2～0 可吸收缝线固定，以防关腹后移位。此外，我们通过用 3-0 的倒刺线或者 3-0 的可吸收线连续缝合、关闭盆底腹膜。

步骤 10：结肠造口

用肠钳通过右下穿刺孔抓起结肠末端，置于造口部位（小贴士 7.8）。

造口部位，取镍币大小的垂直于皮肤和皮下组织切口，使用阑尾牵开器有助于暴露和分离（小贴士 7.9）。垂直分开浅筋膜并用血管钳分开肌层，肌肉应该分离而不是切断。然后到达腹膜层，如果肠管靠近切口，可以用血管钳将腹膜提起，然后切开。组织开口刚好能容纳结肠管径而不影响血供即可，应避免过度切开而导致疝的形成。

在腹腔镜直视下将近端结肠递至 Babcock 钳中，并从造口处提出后固定（小贴士 7.10）。再次评估肠系膜血管等情况，以确保结肠和血供没有扭曲，沿肠系膜断缘观察有无肠系膜扭转。

通过右下穿刺孔口在盆腔放置一个引流管。如果子宫有缝线，剪掉缝线，局部止血。使用

> 💡 **小贴士 7.8　选择造口时机**
> 造口可以在会阴部手术之后进行。优势在于能够继续从腹部剥离和充分冲洗盆腔。缺点是手术效率降低，在污染手术之后又回到腹部手术。

> 💡 **小贴士 7.9　造口期间的气腹**
> 造口时应维持气腹。这有助于防止在打开腹膜时对肠管造成的损伤。

> 💡 **小贴士 7.10　通过切口再建气腹**
> 如果结肠移位或肠系膜扭曲，可以用手术巾暂时封闭切口。

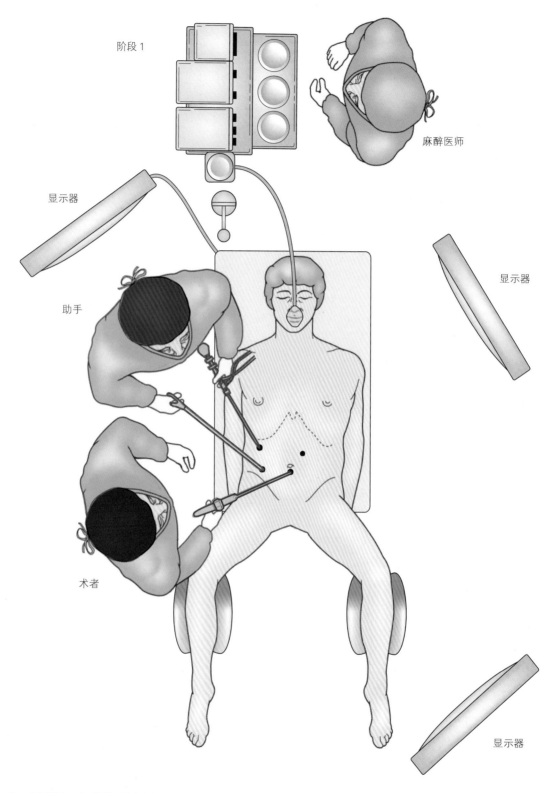

图 7.12　离断结肠时重新调整穿刺孔。将 5mm 腹腔镜头移至右上穿刺孔，使用脐部穿刺孔置入吻合器

特殊器械筋膜闭合器或 5/8 圆形针关闭大于 5mm
的穿刺孔。剪断近端结肠钉线，用可吸收缝线将
肠壁周围缝合至真皮层，完成造口。

步骤 11：会阴部解剖

　　患者取截石位，升高手术台，以便术者和助
手可坐位进行手术。在术者手术服和手术单上固
定一个小的 Mayo 支架盖或无菌单，以防止手术
器械掉落，保证头灯照明充足。肥胖患者有时可
以通过在两侧臀部进行缝合收缩来暴露剥离部
位。也可应用 Lone Star 牵开器，暴露盆底肌（图
7.12、小贴士 7.11）。触诊坐骨和尾骨，在皮肤

> ▶　💡　**小贴士 7.11　会阴牵开器**
>
> 会阴牵开器是利用 2-0 合成可吸收外科缝线，
> 放置在离解剖视野较远的位置，并呈圆周形放
> 置，保持一定张力。

> ▶　💡　**小贴士 7.12　先从肛门后方剥离**
>
> 在肛门后方解剖分离可以防止出血，容易进入
> 正确的解剖层面，后方游离通常用的解剖标志
> 是尾骨。

上进行标记，进行圆柱形切除。根据病理和术前影像进行相应范围的切除。切缘不够可导致切缘阳性。
如果由于放射线因素或组织松弛而导致原发性闭合困难，可考虑使用肌皮瓣修复。

　　会阴部手术很少有外部标志。用记号笔描绘出皮肤切口边界，用电刀切开进行标记（小贴士 7.12）。
切开真皮层后，将 Lonestar（R）牵开器移至真皮内，以改善手术视野。由于解剖呈圆柱形进行，可能
需要使用较大的深部牵开器，例如 S 拉钩。在解剖过程中，间歇性放松回缩，密切注意标本形状，避免
标本缩进或缩腰（图 7.13）。

　　游离坐骨直肠间隙时，行圆周形分离可以保持术者对标本形状的感觉，同时进行必要的调整。当向
深部分离时，尾骨是一个解剖性的标志。切开与尾骨相连的韧带，打开外侧肌间隙，这样可以迅速显露
出腹部的解剖层面。此时，用手指或直角钳钩住肛提肌，用电刀切开肌肉和软组织，继续向前外侧游离。

　　肛门前方的游离是通过女性的直肠阴道隔或会阴肌肉，以及男性前列腺后方进行。阴道指检可以帮
助避免在游离过程中损伤阴道。男性患者，由于尿道经过耻骨联合，可以触诊导尿管，这是解剖时要避
免损伤的一个重要结构。避免钝性游离肛提肌，最大限度地达到无瘤原则。向前分离两侧时，保持一定
的解剖宽度，使标本呈圆柱形。最后，将标本向后折叠，游离前方前列腺或阴道附着物后，取出标本。

　　确切止血后，用可吸收缝线分层间断缝合会阴部切口。骨盆两侧的肌肉无法靠近闭合，关闭脂肪
层，在盆腔延伸至切口下放置引流管。缝合皮肤之前，用 1∶3 抗生素溶液冲洗伤口。用 0 号不可吸收
缝线垂直褥式缝合会阴部皮肤。双腿恢复到低位截石位置。

特殊注意事项

1. 术前造口位置的标记

　　腹腔镜腹会阴联合切除术的术前准备必然包括左侧造口部位的术前标记，最好由造口治疗师完成。
造口位置是至关重要的，这将是一个永久性的结肠造口。

图 7.13 会阴的处理和 Lonestar（R）牵开器的放置。直肠操作过程中可能会污染会阴部，所以会阴部要重新铺巾。将肛门缝合以防止进一步污染。牵开器被放置在切除边缘外，从肛门后方开始游离可以防止出血，是进入腹腔的最佳位置，其次是尾骨位置

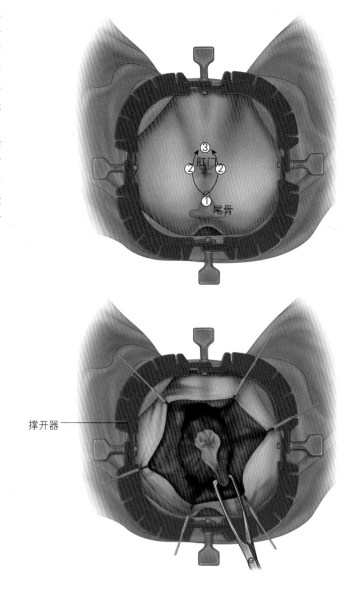

撑开器

　　虽然每个患者造口的位置是不同的，但众所周知，"造口三角"有利于定位造口位置。在脐、耻骨和髂前上棘之间画一个三角形，它位于腹直肌鞘内侧。对于许多患者来说，"造口三角"内的位置是最理想的（**图 7.14**）。

　　术前还需要考虑的因素包括皮肤皱纹和既往腹部手术史等。患者体位改变比如仰卧位、坐位、站位的位置，使得造口有一个平坦表面，便于造口袋的使用。而且造口位置应该是患者能够看见的位置，而不影响患者穿裤子、使用腰带等日常活动。理想的情况是，术前访视时即选择一个合适的造口位置，目的是教育患者进行术后结肠造口的护理。

2. 不同的手术入路

易于剥离

　　在病态肥胖、髋关节活动受限或术前根据磁共振影像需要分离到括约肌外肿瘤的情况下，优先进行

会阴部手术。虽然它增加了定位的时间，但视觉效果更好，而且助手可以更有效地暴露手术区域。采用这种手方式时，首先将患者置于折刀位，臀部用胶带分开充分暴露。游离会阴部，如上所述，首先在肛提肌上方进入直肠系膜平面，然后用敷料封闭会阴，患者旋转到截石位，然后进行腹部的游离。

T4b 肿瘤

T4b 肿瘤建议先进行新辅助放化疗，有利于肿瘤根治的彻底性。T4b 肿瘤腹腔镜手术也具有一定的挑战性。具有子宫切除手术史的患者，可以通过腹腔镜将阴道一并切除。助手位于患者两腿之间，手持海绵棒，进入阴道，当海绵棒到位后，用单极电刀打开阴道顶端，双极电刀切开阴道壁。这部分的游离需要在后侧及两侧游离完成后进行，以防止后续无法建立气腹。对于瘦弱的女性患者，会阴部手术较为容易完成，但是对于一个肥胖患者，先进行腹部手术是有利的。T4b 肿瘤侵犯前列腺包膜或精囊时，建议直接开腹手术。

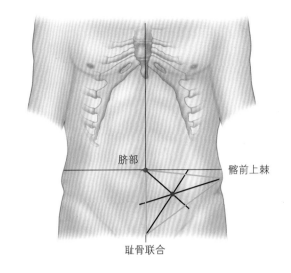

图 7.14　造口三角。对于许多患者来说，以脐、耻骨联合和髂前上棘为界的造口三角是造口的理想位置

括约肌间解剖

最近，主张完全经括约肌外侧入路的学者呼吁在所有病例中使用该技术，以获得更好的肿瘤学效果。但目前所提供的数据尚未证实这种说法，每例患者都应该是不同的。对于有多个肿瘤并存且肿瘤局限于一侧的老年患者，肿瘤侧的切缘应更宽些，而对侧不必强求。宽切缘的缺点就是可能需要进行复杂的转移皮瓣，延长手术时间和增加操作的复杂性。我们认为不应过度夸大固定切缘和完整 TME 的重要性，每例患者都应进行充分的围术期评估。

第8章 腹腔镜结肠次全切除术
Subtotal Colectomy

Joshua I. S. Bleier, Skandan Shanmugan
译者：仇 明，王 斌　　　校对：钟 鸣

摘要

　　腹腔镜结肠次全切除术是指整个结肠切除合并回肠造口术或回直肠吻合术。根据手术指征和吻合方案，远端结肠的切除范围可至乙状结肠和直肠。该术式同样适用于结肠良恶性疾病。

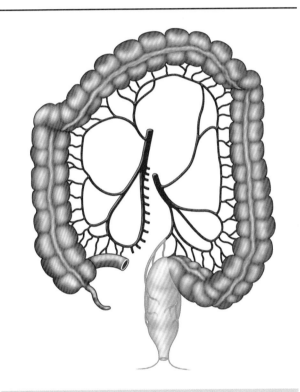

Joshua I. S. Bleier (✉)
Department of Surgery, Division of Colon & Rectal
Surgery, Perelman School of Medicine, Pennsylvania
Hospital, Philadelphia, PA, USA
E-mail: Joshua.Bleier@uphs.upenn.edu

Skandan Shanmugan
Department of Surgery, Division of Colon & Rectal
Surgery, Penn Presbyterian Medical Center,
Philadelphia, PA, USA
E-mail: Skandan.Shanmugan@uphs.upenn.edu

© Springer Nature Switzerland AG 2020
Sharon L. Stein, Regan R. Lawson (eds.), Laparoscopic Colectomy,
https://doi.org/10.1007/978-3-030-39559-9_8

手术指征

- 难治性结肠炎（远端乙状结肠段）。
- 溃疡性结肠炎、结肠段克罗恩病、不明原因结肠炎。
- 需要行全结肠切除的肿瘤（直肠上段）。
- 结肠息肉病（直肠上段）。
- 预防性切除。
- 衰减型家族性腺瘤性息肉病。
- 感染性结肠炎（中远段乙状结肠炎）。
- 结肠慢运输（直肠上段）。

术前准备

- 电子结肠镜检查，确定病变范围。
- CT 扫描评估腹腔有无其他病变。
- 评估结肠运动障碍部位。
- 预防深静脉血栓。
- 机械肠道准备。
- 术前使用抗生素。
- 造口部位标记（必要时）。

手术器械

- 5mm 穿刺器（3）。
- 12mm 穿刺器（1）。
- 12mm Hassen 穿刺器（1）。
- 30°腹腔镜镜头（1）。
- 腹腔镜无损伤钳（2~3）。
- 腹腔镜灯笼钳（1）。
- 腹腔镜波浪钳（1）。
- 超声刀 / 电铲（1）。
- LigaSure 腹腔切割闭合器（1）。
- 伤口保护器（1）。

- Hem-O-Lok 等血管夹。
- 管状吻合器（1）。
- 线型吻合器（1）。

手术步骤

- 体位摆放。
- 步骤 1：建立腹腔穿刺通道。
- 步骤 2：腹腔镜探查。
- 步骤 3：游离右半结肠。
- 步骤 4：离断回结肠血管蒂。
- 步骤 5：游离回肠末端。
- 步骤 6：游离结肠肝曲。
- 步骤 7：进入小网膜囊。
- 步骤 8：确认和离断结肠中血管蒂。
- 步骤 9：离断肠系膜下动脉。
- 步骤 10：游离左半结肠。
- 步骤 11：离断乙状结肠。
- 步骤 12：移除标本。
- 步骤 13：回肠直肠吻合术 [端侧（Baker）吻合或端端吻合]。
- 步骤 14：末端回肠造口术（如果必要）。

腹腔镜结肠次全切除术中的患者体位（**图 8.1**）。

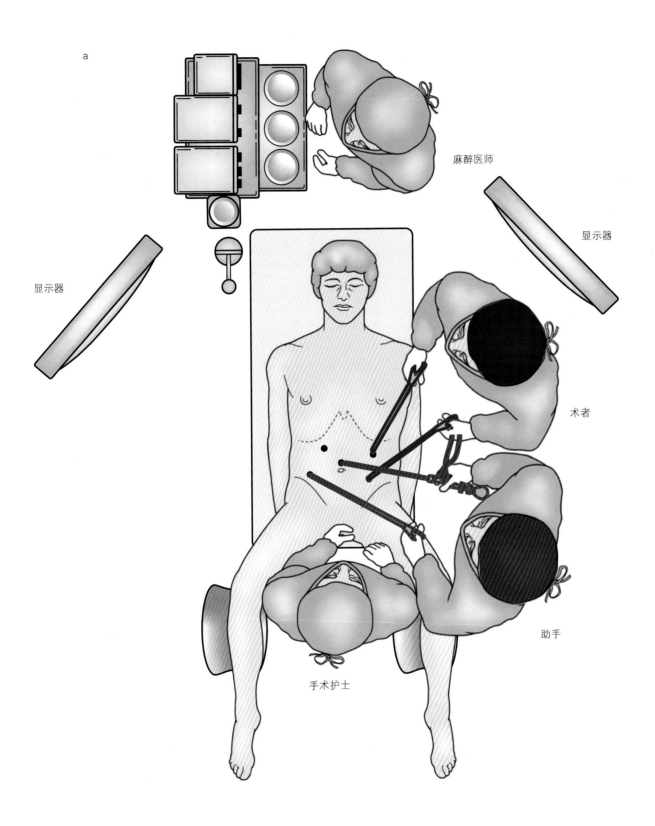

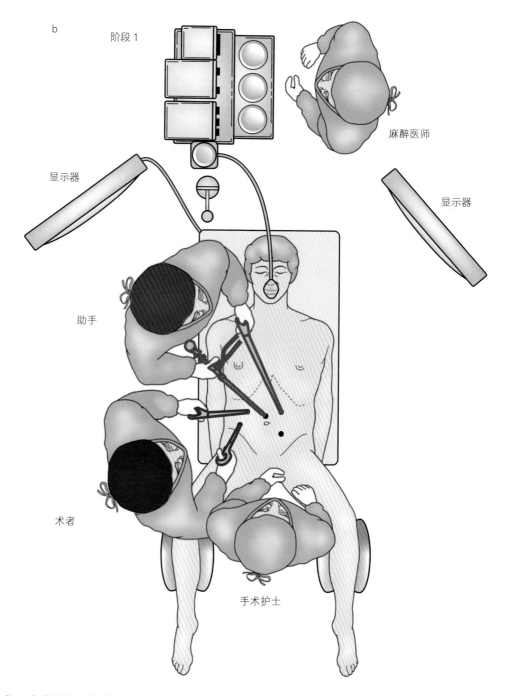

图 8.1　患者体位：术者和助手将根据手术需要进行站位转换。(a) 处理右半结肠时，术者位于患者左侧，助手位于患者左侧靠足侧；(b) 处理左半结肠时，术者和助手均位于患者右侧

患者处于截石位（图 8.1）。双臂内收于身体两侧。注意在膝关节部位腓浅神经和肘部尺神经受力点垫上软垫防止受压。腹部暴露区域范围上至剑突，下至耻骨联合，双侧至髂前上棘（小贴士 8.1）。腹腔镜主显示器位于患者右侧，面向头侧。辅助显示器位于患者左侧，与主显示器同一高度。无菌器械台置于患者足侧两腿之间。术者无论在患者两侧还是患者两腿之间，都留有充足的空间来进行位置转换。

在右半结肠手术时，术者和助手位于患者左侧。游离横结肠和结肠脾曲时，助手位于患者两腿之间更利于牵拉暴露。游离左半结肠时，术者和助手均位于患者右侧。

步骤 1：建立腹腔穿刺通道

采用脐上或脐下 10 ~ 12mm 穿刺孔，采用 Hassan 10mm 穿刺器，利用此技术可对腹壁筋膜进行荷包缝合，手术结束时能够更好地关闭穿刺孔。第一个 5mm 穿刺孔位于腹壁左下象限内距髂前上棘内上方两横指宽度，腹壁下血管外侧处。第二个 5mm 穿刺孔位于腹壁左上象限，距离第一个穿刺器上方一手掌宽度处。其余两个 5mm 穿刺孔位于腹部右侧，与左侧成镜像分布（小贴士 8.2）。

所有穿刺器都需在腹腔镜直视下置入，避免损伤上腹部血管。右下象限可置入 12mm 穿刺器以便于使用腹腔镜切割闭合器（图 8.2）。

步骤 2：腹腔镜探查

手术前需要评估腹腔情况，包括穿刺器相关副损伤、肿瘤是否转移以及腹腔镜禁忌证等（小贴士 8.3）。

步骤 3：游离右半结肠

右半结肠的手术入路更倾向于由内侧向侧

小贴士 8.1　患者体位要求

涉及腹部多象限部位的手术需要特殊的体位：头高脚底位（Trendelenburg 位）、斜侧卧位。患者可能需要用小布袋或腹带固定以防从手术台上滑落。

小贴士 8.2　旋转手术台

旋转手术台的目的是使小肠通过重力作用移向手术区域的对侧，以便更好地暴露手术视野和减少小肠牵拉的操作。

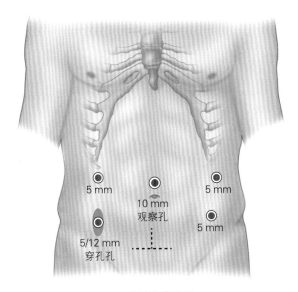

5 mm　　10 mm 观察孔　　5 mm

5/12 mm 穿孔孔　　5 mm

---- 标本取出位置
▨ 造口 / 结肠造口位置

图 8.2　结肠次全切除术中穿刺孔的位置：一个 10mm 穿刺孔位于脐上，其余的 5mm 穿刺孔分别位于腹壁各个象限。如果有必要，右下象限的穿刺孔可作为造口位置

小贴士 8.3　优化术中操作空间

如果上腹部没有手术操作空间，留置胃管可以降低胃的张力，增加手术操作空间。

方。术者和第一助手位于患者的左侧，第二助手位于患者足侧。患者处于 Trendelenburg 位并向右侧倾斜。

术者用无损伤肠钳通过左侧穿刺孔将大网膜翻转至横结肠上方，平铺于胃壁上，将小肠移出手术区域，显露回结肠血管蒂。助手用无损伤肠钳通过右下象限穿刺孔将回肠系膜向内侧和头侧牵拉。如果小肠影响术野，可通过右上象限穿刺孔协助将小肠移出手术视野，暴露手术区域（小贴士 8.4）。

术者将回盲部向右下腹穿刺孔的方向牵拉，与后腹膜分离，使该区域的血管保持一定张力。牵拉系膜时，结肠系膜和后腹膜之间有条沟槽（图 8.3），这条沟槽是无血管区，位于血管下方，用腹腔镜电凝剪沿着这条沟槽切开后腹膜。

通过钝性分离将血管从后腹膜游离出来。这样升结肠和横结肠便从内侧与十二指肠分离，侧方与 Toldt 线分离。术者从左上象限的穿刺孔牵拉系膜并将系膜向上平展。然后从左下象限穿刺器孔向后腹膜方向钝性剥离肠系膜周围的附着韧带。将十二指肠轻柔推挡至内侧和下方，在中结肠血管蒂和横结肠下方形成一个分离平面（图 8.4）。沿这个平面游离升结肠及系膜血管，侧方分离至 Toldt 线，上至横结肠肝曲。

步骤 4：离断回结肠血管蒂

用电刀打开回结肠血管蒂任意一侧的无血管区。显露回结肠血管蒂并通过钝性分离，使十二指肠处于安全位置，然后用双极能量设备或结扎夹结扎回结肠血管（图 8.5，小贴士 8.5）。

> ▶ **小贴士 8.4　小肠钳**
>
> 小肠抓钳可以有效地提供反作用张力。应沿与肠系膜平行方向进行牵拉而不是抓持，可以提供更好的张力，同时最大限度地减少肠系膜的意外抓持导致的损伤。

> ▶ **小贴士 8.5　肠系膜肥厚**
>
> 如果肠系膜肥厚，可用腹腔镜电凝剪或双极能量设备精细游离血管蒂使其骨骼化，以便血管达到最佳暴露和安全离断。

图 8.3　回结肠血管蒂向前侧方牵拉保持张力状态，此时在后腹膜和结肠系膜间显露出一条沟槽，该沟槽紧贴回结肠血管蒂下方

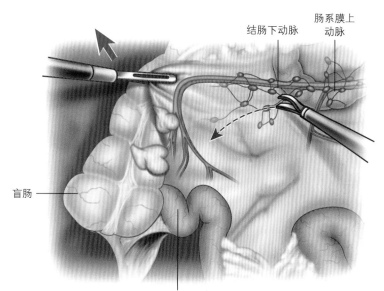

图 8.4　进入腹腔后，将肠系膜向前牵拉，同时将后腹膜和十二指肠向后推挡

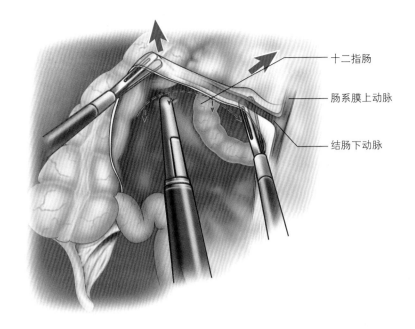

十二指肠

肠系膜上动脉

结肠下动脉

图 8.5　离断回结肠血管蒂。施行恶性肿瘤根治性手术时，回结肠血管蒂要在靠近肠系膜上 1cm 范围内离断血管，通过双极电凝、结扎夹或吻合器进行离断

回结肠动脉

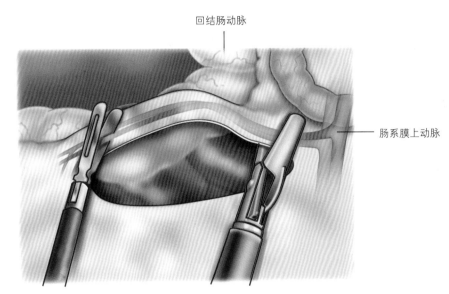

肠系膜上动脉

步骤 5：游离回肠末端

　　术者将末端回肠和盲肠向上翻起，显露右侧骨盆壁层和脏腹膜的反折处。用电刀剪将阑尾从腹膜后游离，助手可以协助保持回肠张力，便于术者更好地解剖分离。盲肠保持张力的状态下，腹膜呈现透明薄层，容易找到分离层面。沿着分离层面从回盲部向上游离至肠系膜上动脉的十二指肠根部。分离过程可以使用电切，但靠近十二指肠处尽可能用剪刀锐性分离，避免损伤十二指肠水平部。

 注意事项 8.1

任何血管结扎后都可能发生继发性出血。因此，结扎前必须准备腹腔镜结扎夹或圈套器，以备出血时进行快速止血。

后腹膜与末端回肠分离平面形成后，沿平面向内侧和头侧游离末端回肠。将髂血管、右输尿管和生殖血管安全地保留在腹膜下层。需要注意的是，确保末端回肠游离至十二指肠上方，便于通过辅助切口取标本时，不造成系膜张力或撕裂（注意事项 8.1）。

步骤 6：游离结肠肝曲

患者体位改为头高脚低位（反 Trendelenburg 位）。用无损伤抓钳通过左下象限穿刺孔向足侧牵拉大网膜，显露结肠肝曲。术者向内下方牵拉结肠肝曲。助手通过右下象限穿刺孔将胃大弯向上牵拉，使结肠肝曲和胃大弯之间的胃结肠韧带保持张力。可用双极能量设备离断血管胃结肠韧带内的血管，防止出血。术者使用单极电凝剪分离肝曲，充分游离结肠肝曲后，无张力地向内下方牵拉肝曲。

从"内侧到外侧"的分离过程中，由于离断了升结肠系膜血管，只有外侧的部分 Toldt 线附着，因此肠壁由于缺血会逐渐变紫（图 8.6）。将 Toldt 线附着的韧带纤维向下离断至回盲部（注意事项 8.2）后，右半结肠完全游离。

步骤 7：进入小网膜囊

完全打开小网膜囊有利于寻找以结肠中动脉为标志的解剖平面。要充分显露肠系膜两侧，确保安全结扎结肠中动脉（小贴士 8.6）。如果术者想将整个网膜连同标本一起切除，可打开胃网膜血管下方的网膜开孔进入小网膜囊。用双极能量设备沿着网膜血管的走行分离网膜直至结肠脾曲。

若选择保留网膜，助手通过右上腹穿刺孔将网膜向上牵拉，术者将横结肠向下牵拉，保持张

> **⚠ 注意事项 8.2**
>
> 游离结肠肝曲时，注意不要损伤结肠后方的膀胱和十二指肠降段。

> **💡 小贴士 8.6　小网膜囊入路**
>
> 近端结肠与小网膜囊的解剖关系存在变异，因此最易进入小网膜囊的位置是胃大弯靠近幽门的下方。

图 8.6　结肠肝曲的游离如上所述，离断肝结肠韧带

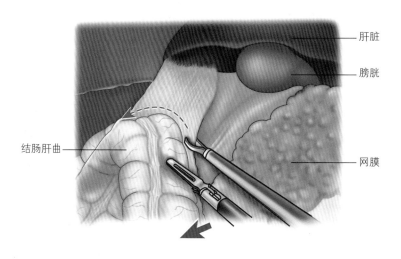

肝脏

膀胱

网膜

结肠肝曲

力。用能量设备紧贴背系膜侧的肠壁分离附着的韧带，进入小网膜囊，沿着胃后壁寻找分离层面。这种方法是分开近端横结肠处的大网膜，保留少部分结缔组织，附着在结肠肝曲上（小贴士8.7）。

步骤 8：确认和离断结肠中血管蒂

在良性疾病中，施行结肠次全切除术时，横结肠系膜可在靠近肠壁处离断。此步骤在上述游离升结肠后延续。术者位于患者右侧，助手位于患者两腿之间。术者通过右上腹穿刺孔牵拉近端横结肠，助手通过左下腹穿刺孔牵拉脾曲的远端结肠。之后，术者通过右下腹穿刺孔用双极能量设备靠近结肠下方离断横结肠系膜的血管分支，直至结肠脾曲。

如果考虑是恶性肿瘤，结肠中血管蒂应在分叉处高位结扎（注意事项8.3）。恶性肿瘤的手术标本需将网膜一并切除来保证切缘阴性。助手位于患者两腿之间，通过左上腹穿刺孔牵拉结肠脾曲。术者位于患者右侧，通过右上腹穿刺孔牵拉结肠肝曲，展平横结肠系膜，显露结肠中血管蒂（图8.7）。确定结肠中血管两侧系膜的范围。向下牵拉展开横结肠，通过小网膜囊确定结肠中血管。离断血管前需仔细确认。肠系膜上动静脉位于分离线的深面，胰腺在手术过程中需全程充分显露。通过血管蒂任何一侧系膜的无血管区结扎结肠系膜血管（图8.8）。离断每个血管分支都需要使用双极能量设备或带有结扎夹

> 💡 **小贴士 8.7　网膜**
>
> 保留大网膜有助于留有网膜瓣来抑制某些肠道感染的进程，如克罗恩病。但也会增加结肠次全切除术后肠梗阻的发生风险。

> ⚠ **注意事项 8.3**
>
> 从上方离断结肠中动脉时，分离层面可能会比预计更深。因此，将横结肠向下牵拉，使其远离胰腺和十二指肠，有助于寻找正确的解剖平面。

图 8.7　将横结肠的肝曲和脾曲向两侧展开，显露中结肠系膜。打开系膜，暴露结肠中血管

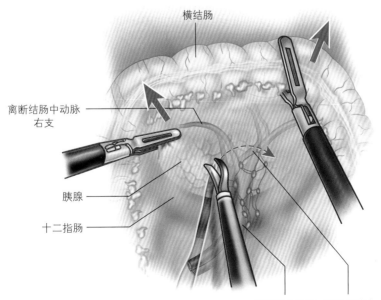

图 8.8 充分游离结肠中动静脉后在近心端和远心端分别结扎

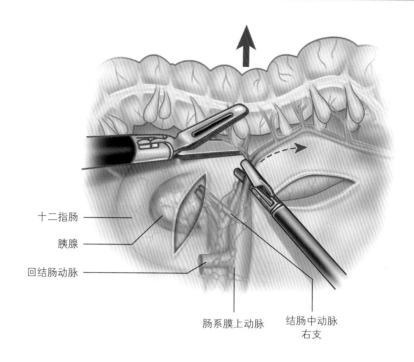

十二指肠

胰腺

回结肠动脉

肠系膜上动脉

结肠中动脉右支

的施夹钳。需要注意的是，操作过程中肠钳需要在血管近心端控制血管以防出血。

术者位于患者右侧完成游离剩余脾曲处的结肠系膜，此时，助手将结肠脾曲向下牵拉协助暴露。

步骤 9：离断肠系膜下动脉

横结肠游离至脾曲后，开始游离左半结肠。首先从骶岬水平由"内侧至外侧"分离乙状结肠。患者处于头高脚低位（反 Trendelenburg 位）、右侧倾斜位，有利于依靠自身重力将小肠移动到右下方，暴露手术视野。术者和助手位于患者右侧。用无损伤抓钳将大网膜翻转至横结肠上方。助手通过左上腹穿刺

图 8.9 向头侧和前侧牵拉乙状结肠系膜，显露肠系膜下血管蒂下方疏松的 Todlt 平面

乙状结肠

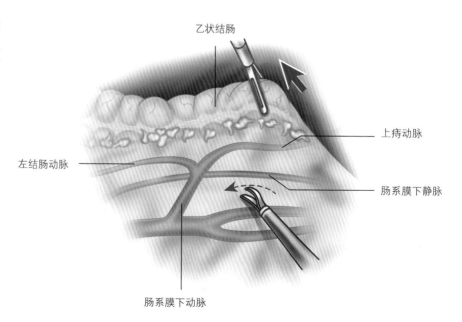

左结肠动脉

上痔动脉

肠系膜下静脉

肠系膜下动脉

孔将降结肠向头侧和前方牵拉。

　　术者在骶岬水平用无损伤抓钳向前牵拉直肠乙状结肠系膜，保持一定张力。在绝大多数患者中，这个张力足以显露肠系膜下血管蒂和后腹膜或沟槽（图 8.9，小贴士 8.8）。

　　术者使用电凝剪沿该平面切开腹膜，显露 Todlt 间隙，从肠系膜下动脉开始分离 Todlt 间隙，分离范围超过骶岬水平。随后，术者钝性向前分离肠系膜下血管蒂，使肠系膜下血管与后腹膜及骶前交感神经分离。左侧输尿管位于左髂总动脉前外侧（注意事项 8.4，图 8.10）。

　　将肠系膜下血管蒂分离至血管近心端，通过双极能量设备或 Hem-O-Lok 高位结扎肠系膜下血管。如果结扎不牢靠，可以在直乙交界处将结肠离断，然后用双极能量设备在靠近肠壁处凝闭肠系膜下血管。离断血管后，逐步向上分离肠段，与之前游离至结肠脾曲的肠段汇合。

步骤 10：游离左半结肠

　　离断肠系膜下血管后，向外侧建立降结肠系膜与后腹膜的分离平面。术者提起肠系膜后，分离后腹膜至外侧的 Toldt 线，上方游离肾筋膜（Gerota 筋膜）的前被膜至脾曲。充分暴露屈氏韧带处的肠系膜下静脉根部，高位离断 IMV 根

> ▶ 💡　**小贴士 8.8　肠系膜分离**
>
> 在良性疾病中，肠系膜下血管蒂不需要高位结扎，可以靠近肠壁离断血管。虽然这样可能需要离断更多的血管，但可以避免损伤腹下神经和输尿管。

> ▶ ⚠　**注意事项 8.4**
>
> 如果从右侧看不到左侧输尿管，手术层面需要重新调整。输尿管应位于腹膜下和生殖血管内侧。若术中探查不到，应及时调整分离平面，避免损伤输尿管。

> ▶ 💡　**小贴士 8.9　以结肠作为牵引**
>
> 提起降结肠并向前内侧牵拉有助于将小肠肠襻牵拉远离手术区域。

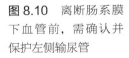

图 8.10　离断肠系膜下血管前，需确认并保护左侧输尿管

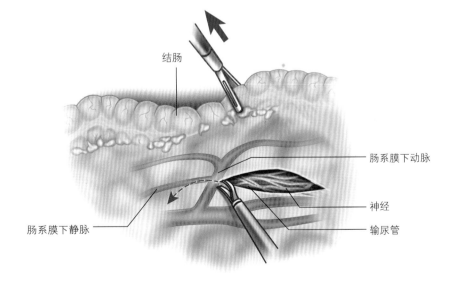

图 8.11　向结肠脾曲方向分离左半结肠 Toldt 线时，需要向内侧牵拉左半结肠

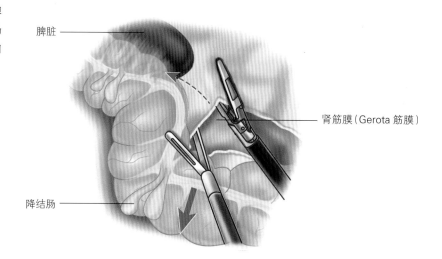

脾脏

肾筋膜（Gerota 筋膜）

降结肠

部（小贴士 8.9）。

　　术者向患者右侧牵拉直乙交界处的结肠，暴露 Toldt 线，游离左半结肠侧方残余的附着韧带结缔组织（图 8.11）。沿着 Toldt 线内侧 1mm 分离至脾曲（小贴士 8.10）。

　　游离直乙交界处结肠的过程中，术者逐步向降结肠近端移动来维持肠壁侧方的张力。此时，游离结肠侧方的纤维组织，可使左半结肠和乙状结肠向腹中靠拢。

　　此时，术者可位于患者两腿之间，从左下腹穿刺孔进入腹腔进行操作。这样可以最大限度地游离降结肠至脾曲。如果小肠干扰手术区域，可通过调整手术台将患者体位改为反 Trendelenburg 位，这样有利于充分暴露手术区域。

　　术者向内侧牵拉左半结肠，进入小网膜囊。此时向足侧和内侧牵拉结肠脾曲，游离残留的附着韧带组织，使整个左半结肠完全游离。

步骤 11：离断乙状结肠

　　根据病变位置决定乙状结肠离断的部位。直肠乙状结肠的分界可通过骶岬或腹膜折返处等解剖位置来判断。术中根据结肠带汇集或消失的部位来定义直肠的起始部位。

　　在肠系膜下血管蒂水平处牵拉系膜，用双极

　小贴士 8.10　瘀斑

由内侧向侧方分离时，在 Toldt 线或小网膜囊处可见紫色瘀斑。这是之前分离的痕迹。打开该处透明薄层，暴露分离平面。

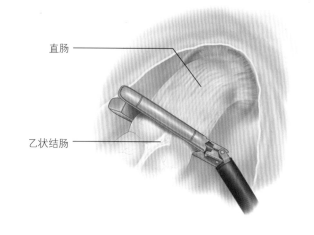

直肠

乙状结肠

图 8.12　腹腔镜下在直乙交界处闭合远端结肠。直肠和乙状结肠交界线在结肠带汇集交叉处

　小贴士 8.11　离断肠管

肠管需要在合适的角度进行离断，在激发闭合器前需拉直肠调整角度，尽可能缩短钉线长度。

能量设备分离并裸化拟离断肠管处的肠系膜。完成上述操作后，整个结肠完全活动，没有任何附着物及系膜。

　　腹腔镜切割闭合器从右下腹 12mm 穿刺孔进入腹腔离断直肠（图 8.12）。离断乙状结肠后，检查腹腔有无活动性出血（小贴士 8.11）。注意直肠后筋膜不要游离太深，保留直肠上动脉周围组织，在以后施行直肠手术时，尽量在天然的手术平面内进行手术。

步骤 12：移除标本

　　有几种辅助切口可移除标本，最常用的是下腹正中切口或下腹壁横切口（Pfannenstiel 切口）。切口大小根据标本病理和大小而定，同时需考虑患者自身情况。取标本时需腹腔镜肠钳和 Babcock 钳的协助。将整个结肠和末端回肠从辅助切口提出至体外（小贴士 8.12）。

步骤 13：回肠直肠吻合术［端侧（Baker）吻合或端端吻合］

　　仔细评估末端回肠，确保到达盆腔没有张力，因为无张力状态下可保证小肠有良好的血供。用双极能量设备或缝线结扎离断拟游离的小肠系膜。用线性切割闭合器将回肠末端离断，并将整个标本取出（注意事项 8.5）。

端侧（Baker）吻合（小贴士 8.13）

　　在行端侧（Baker）吻合前，先用电刀在钉线处打开肠管，然后扩张小肠肠腔以便容纳一个直径 28mm 或 25mm 的管状吻合器。将带有穿刺锥的抵钉座送入肠腔并从小肠背系膜侧的肠壁穿出，该穿出位置在钉线近端 7～10cm。用线性切割闭合器在原钉线处再次闭合管腔。在抵钉座穿出的肠壁处，用 3-0 可吸收线做一荷包缝合。

 小贴士 8.12　手辅助孔的应用

与所有腹腔镜手术一样，术中遇到困难，在中转开腹前应先尝试通过手辅助方式完成手术。手辅助方式便于处理术中粘连和蜂窝织炎，同时有利于离断肥厚肠系膜的血管。另外，也有利于评估小肠炎症病变范围和切断瘘管。

 注意事项 8.5　感染

任何用于肠吻合的手术器械在处理开放肠管后均要移除无菌区。术者和助手要更换手套降低感染的发生风险。

 小贴士 8.13　Baker 吻合

在近端和远端肠管内径不匹配的情况下，可选择侧侧吻合或端侧吻合。

 注意事项 8.6　吻合

在小肠连接吻合器前，必须确认小肠系膜有无扭转。小肠肠襻需置于吻合口上方以免形成内疝或肠梗阻。

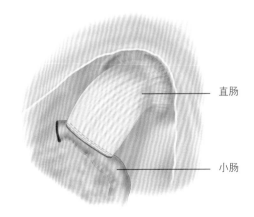

直肠

小肠

图 8.13　Baker 吻合：采用管状吻合器施行回肠直肠端侧吻合。吻合后需通过测漏试验评估吻合的完整性

端端吻合

另一种方法是端端吻合。离断末端回肠后，用 2-0 可吸收线做荷包缝合。或者，用一个自动荷包缝合器做荷包缝合。将抵钉座置入回肠末端，穿出背系膜侧肠壁，并收紧荷包线打结固定。可能需要使用尺寸较小的管状吻合器进行端端吻合。

将抵钉座固定在回肠肠壁后，更换所有手术器械和手套。关闭辅助切口，重新建立气腹。助手将管状吻合器从肛门置入直肠，从直肠钉线中部穿出，在腹腔镜引导下用腹腔镜 Babcock 钳将管状吻合器与抵钉座连接吻合，闭紧管状吻合器后，激发吻合器，完成吻合（注意事项 8.6，图 8.13）。

吻合完成后，用冲洗液冲洗腹腔，直肠镜检下查直肠腔，观察有无吻合口出血和吻合口漏。

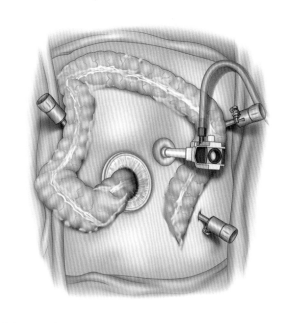

图 8.14 造口位置可作为取出标本的辅助切口

步骤 14：末端回肠造口术（如果必要）

如果在回直肠吻合术基础上拟行回肠末端造口术，可在拟造口的位置作为辅助切口的位置（图 8.14）。如果标本太大，无法取出，可扩大切口下筋膜组织。标本取出后，切口处的腹直肌鞘用不可吸收线连续缝合至造口大小。在关闭所有穿刺孔后，按照之前描述过的 Brooked 方式造口。

第 9 章 腹腔镜全结直肠切除术 + 回肠储袋 – 肛管吻合术

Laparoscopic Proctocolectomy with the Construction of an Ileal Pouch–Anal Anastomosis

David B. Stewart

译者：骆 洋，贡婷月　　　　校对：钟 鸣

摘要

　　腹腔镜下全结直肠切除术 + 回肠储袋 – 肛管吻合术是切除全部结肠和直肠后利用回肠建立一个新贮袋的手术方式。这种术式适用于具有良好的括约肌功能并且病灶不累及小肠或肛门的炎症性肠病或者肿瘤患者。

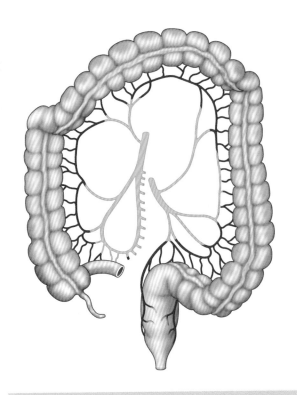

适应证

- 溃疡性结肠炎。
- 无禁忌证的不确定性结肠炎。
- 家族性腺瘤性息肉病。
- 非遗传性的同时性结肠癌和直肠癌。

David B. Stewart (✉)

Colorectal Surgery, University of Arizona–Banner University Medical Center, Tucson, AZ, USA

E-mail: dbstewart@surgery.arizona.edu

© Springer Nature Switzerland AG 2020

Sharon L. Stein, Regan R. Lawson (eds.), Laparoscopic Colectomy,

https://doi.org/10.1007/978-3-030-39559-9_9

术前准备

- 术前行结肠镜检查以明确诊断和疾病累及范围。
- 恶性肿瘤的术前分期：
  （1）行胸部、腹部和骨盆 CT 检查。
  （2）检查血清癌胚抗原等肿瘤指标水平。
- 炎症性肠病（IBD）术前评估：
  （1）限制或停止使用类固醇和免疫抑制剂。
  （2）评估患者的营养状况（检测人血白蛋白和 / 或前白蛋白）。
  （3）诊疗最优化。
- 肠造口治疗师标记肠造口部位、参与术前讨论。
- 评估括约肌功能。
- 肠道机械性准备。
- 使用药物预防静脉血栓栓塞的发生——最好在手术前一天开始。
- 预防性使用抗生素。

手术器械

- 5mm 穿刺器（3）。
- 12mm 穿刺器（1）。
- 12mm Hassen 穿刺器（1）。
- 30° 腹腔镜镜头（1）。
- 腹腔镜无损伤钳（2~3）。
- 腹腔镜灯笼钳（1）。
- 腹腔镜波浪钳（1）。
- 超声刀 / 电铲（1）。
- LigaSure 腹腔切割闭合器（1）。
- 伤口保护器（1）。
- Hem-O-Lok 等血管夹。
- 管状吻合器（1）。
- 线型吻合器（1）。
- 80~100mm 开放式直线切割吻合器（用于回肠储袋的构建）。

手术步骤

- 体位摆放。
- 步骤 1：建立腹腔镜操作通道。
- 步骤 2：腹腔探查。
- 步骤 3：右半结肠切除术——外侧入路。
- 步骤 4：游离肝曲。
- 步骤 5：左半结肠切除术。
- 步骤 6：横结肠 / 脾曲的游离。
- 步骤 7：取出切除的结肠标本（可选）。
- 步骤 8：直肠切除术。
- 步骤 9：直肠切除。
- 步骤 10：标本取出。
- 步骤 11：建立回肠储袋。
- 步骤 12：回肠储袋 - 肛门吻合术。
- 步骤 13：预防性回肠造口术。

腹腔镜全结直肠切除术 + 回肠储袋 – 肛管吻合术中的患者体位（**图 9.1**）。

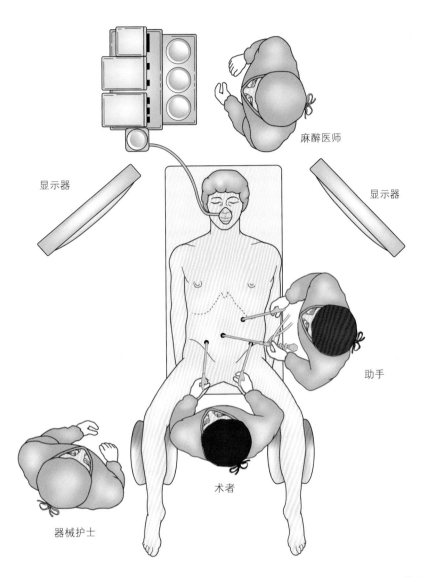

显示器

麻醉医师

显示器

助手

术者

器械护士

图 9.1　患者体位：患者处于改良截石位，暴露会阴部，便于行黏膜切除术或吻合术。术者和助手将根据手术需要进行站位转换

　　患者取改良截石位（**图 9.1**），用雪橇式抬腿架和变形充气袋将患者固定在手术台上。固定后，麻醉医师重新评估外周静脉导管和血压监测装置，确保功能正常。接着，用毛巾和 2in（1in=2.54cm）宽的丝带横跨患者胸部，进一步固定（**小贴士 9.1**）。

　　在进行右半结肠和横结肠手术时，术者位于

> ▶ 🔆💡　**小贴士 9.1　检查体位**
>
> 在手术开始前，麻醉医师检查患者在截石体位时的呼吸状况。某些特殊患者，尤其是肥胖患者，可能会出现呼吸困难等意外情况。若患者在麻醉过程中出现呼吸困难，应考虑行开腹手术。

患者左侧。在进行左半结肠和回肠储袋－肛管吻合时，术者位于患者右侧。助手的位置通常与术者相邻，但在整个手术过程中，助手的位置会随术者变化而变化。

手术步骤：

步骤 1：建立腹腔镜操作通道（图 9.2）

一般采用多孔法，我们在第 1 章中已进行了详细介绍。采用 5mm 腹腔镜镜头，提起腹壁后在腹腔镜直视下置入穿刺器（小贴士 9.2）。

在下腹两侧建立两个 5mm 穿刺孔。根据操作范围，可以在右上腹或左上腹选择性建立第 3 个穿刺孔。右上腹的穿刺孔用于游离左半结肠和脾曲，这通常是手术最困难的部分。一般会在预计造口处或者是耻骨上建立一个 12mm 的穿刺孔，有利于切割闭合器离断直肠，也有利于后续将回肠拉出体外行回肠储袋。

步骤 2：腹腔探查

初步探查穿刺孔处的腹腔有无血管损伤和肠管损伤。

对于溃疡性结肠炎或不确定性结肠炎的患者，要进行小肠检查以确保没有小肠炎症，排除克罗恩病的可能。如果怀疑是克罗恩病，不应行回肠储袋肛管吻合术（IPAA），而应考虑行全结直肠切除术＋末端回肠造口术。对于肿瘤患者，最重要的是要确保切除原发灶，没有远处转移。

步骤 3：右半结肠切除术——外侧入路

外侧入路的优势在于容易辨认出十二指肠和右侧输尿管，并且分离组织时避免损伤输尿管和十二指肠。

患者体位为头低脚高并向左侧倾斜位，同时利用下腹部的穿刺孔，用抓钳牵拉组织。术者通常通过右上象限穿刺孔进行手术操作。

助手向前侧腹壁方向牵拉回结肠交界处肠段，暴露右侧盆腔的后腹膜与升结肠系膜的汇合处（图 9.3）。使用双极电刀沿汇合边界处切开

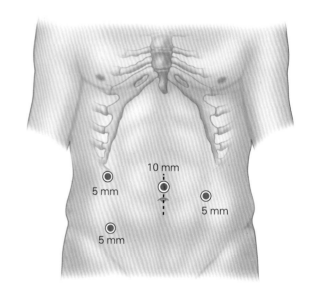

图 9.2 穿刺孔的位置

> ▶ 小贴士 9.2 腹腔镜下引导穿刺
>
> 保证穿刺器垂直进入腹腔。斜向穿刺可能导致穿刺器角度不佳，无法进入腹膜。

后腹膜，提起升结肠系膜，分离与后腹膜之间的结缔组织。此时助手牵拉结肠系膜，暴露十二指肠和右侧输尿管。系膜游离范围外侧到达右侧腹壁，内侧到达十二指肠、胰头和横结肠。助手向内侧牵拉回肠末端，切除盲肠到结肠肝曲的周围结缔结构（注意事项9.1）。

助手向外侧牵拉右半结肠，暴露回结肠动脉。即使在肥胖患者中，回结肠动脉两侧也存在无血管区域（小贴士9.3）。沿平行于回结肠动脉的方向，打开无血管平面（图9.4）。

离断回结肠血管前一定要确认十二指肠的位置，防止医源性损伤十二指肠。然后用双极夹或吻合器在肠系膜上动脉分叉远端处结扎回结肠动脉。

游离末端回肠系膜至十二指肠，最大限度地增加末端回肠的活动性，以方便构建回肠储袋（小贴士9.4）。

游离垂直于肠壁的末端回肠系膜，腔内直线吻合器从预计行回肠造口的穿刺孔处放置进入腹腔后，离断末端回肠（小贴士9.5）。这样可以将右半结肠叠于肝脏上方，而不会影响后续的手术操作。

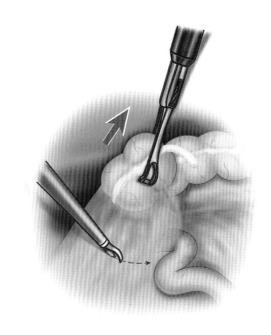

图9.3 右半结肠切除：外侧入路可以加快手术速度。提起盲肠，用抓钳固定，并在骨盆边缘开始游离

> ⚠ **注意事项9.1**
>
> 右结肠系膜和后腹膜之间的界面是一条模糊的白线。该线应与后腹膜一起保留，以防止术中损伤右半结肠肠系膜，从而导致肿瘤切缘阳性和出血等意外情况的发生。

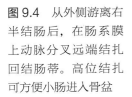

图9.4 从外侧游离右半结肠后，在肠系膜上动脉分叉远端结扎回结肠蒂。高位结扎可方便小肠进入骨盆

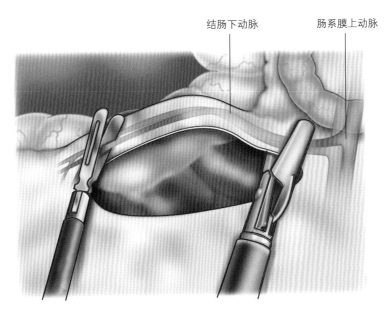

结肠下动脉　　　肠系膜上动脉

步骤4：游离肝曲

将肝曲和横结肠移至中结肠血管附近。患者取头高脚低位（反屈式位），用抓钳向前以及尾端牵拉横结肠近端（**图9.5**）。游离横结肠上方的大网膜，分离 Gerota 筋膜与十二指肠连接的后腹膜组织。

分离中结肠血管右支的无血管区域，保证在离断肠管前避免损伤血管。向前头侧牵拉横结肠暴露血管（**图9.6**）。沿着平行于中结肠血管每个分支的方向游离肠系膜，并进行血管结扎（注意事项9.2）。再次将十二指肠暴露于术野中，由内向外游离近端横结肠系膜和结肠肝曲。

步骤5：左半结肠切除术

术者位于患者右侧，左手持抓钳牵拉组织，右手持超声刀切除系膜和结扎血管。助手位于患者头侧，根据手术需要牵拉结肠组织。在该部分手术中，患者取头低脚高并向右侧卧位。外侧入路和内侧入路的选择取决于乙状结肠冗长度和其自然状态的位置（注意事项9.3）。

外侧入路： 术者将乙状结肠向内侧牵拉，

小贴士9.3　肠系膜窗

肠系膜窗是指没有脂肪组织或血管的腹膜结构。这些窗口看起来比周围的肠系膜更暗。在瘦弱的患者中，也可能是有些光泽，且半透明的。

小贴士9.4　回肠储袋患者回结肠动脉的处理

尽管一些术者倾向于保留回结肠动脉，但考虑到储袋的顶端距回肠末端的尾端约16cm。因此在回肠储袋的长度/张力与其血液供应之间必须要达到一个平衡。

小贴士9.5

由于吻合器的体积过大，术者应当将组织牵拉至吻合器中进行吻合，避免在术野中大范围移动吻合器。

图9.5 将结肠近端向前以及尾端移动，暴露肝脏和Gerota筋膜，有利于游离肝曲

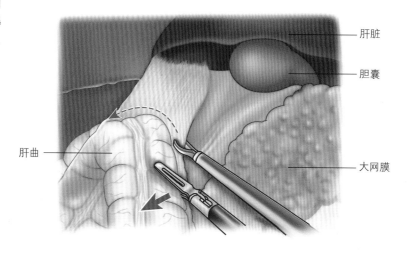

肝脏

胆囊

大网膜

肝曲

图 9.6　向前回拉横结肠以暴露结肠中血管，并进行结扎

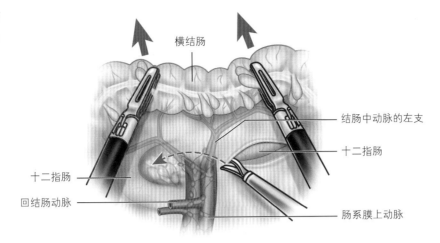

横结肠
结肠中动脉的左支
十二指肠
十二指肠
回结肠动脉
肠系膜上动脉

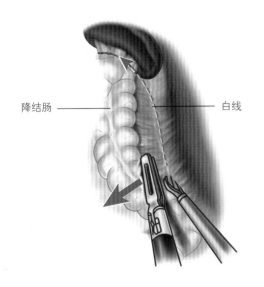

降结肠
白线

图 9.7　从外向内游离乙状结肠可以充分暴露并保留输尿管和左侧盆腔侧壁

 注意事项 9.2

处理中结肠血管是另一个手术危险区。近端结扎中结肠血管，切忌在根部离断血管，避免离断后血管回缩到胰腺后方。处理中结肠血管时，确保有足够的结扎空间和良好的血液供应。

 注意事项 9.3

无论采用内侧入路还是外侧入路，必须将输尿管与肠系膜下动脉分离开，避免在结扎肠系膜下动脉时损伤输尿管。

 小贴士 9.6　肥胖患者的反张力

对于内脏型肥胖症患者，在靠近结肠系膜和后腹膜的交界处牵拉组织，可以提供更好的张力，便于术者识别肠系膜下动脉，保证手术的安全性。

小贴士 9.7　在两个平面内的牵拉技术

最优化的组织牵拉通常需要在两个不同的平面内进行。例如，在游离 Toldt 筋膜白线处左侧结肠系膜时需要向内和向前牵拉结肠，方便暴露手术视野。

用超声刀切开乙状结肠后腹膜，切开 Toldt 筋膜的白线暴露出深部的第二个"白线"——肠系膜和后腹膜的连接处。这条白线，代表着正确的无血管解剖平面。从侧面游离乙状结肠系膜，保证能够分离左侧输尿管和肠系膜下动脉（图 9.7）。

　　内侧入路：术者将乙状结肠向前腹壁牵拉，有利于术者在肠系膜下动脉两侧的无血管区进行操作。用抓钳向内侧牵拉结肠系膜，使肠系膜下动脉远离后腹膜（小贴士 9.6）。沿结肠外侧和背侧方向将肠系膜与后腹膜组织以及输尿管结构

图 9.8 确定输尿管的
位置后，结扎肠系膜
下动脉

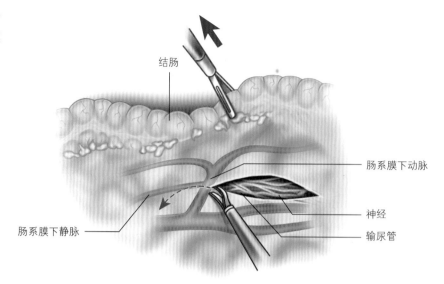

结肠

肠系膜下动脉

神经

输尿管

肠系膜下静脉

进行钝性分离。

将结肠系膜向前腹壁中线牵拉，"骨骼化"肠系膜下动脉。在结扎肠系膜下动脉前，显露并保护左侧输尿管（**图** 9.8）。对于恶性肿瘤患者，可以在肠系膜下动脉的根部结扎；对于良性疾病患者，可以在左结肠动脉分叉的远端结扎（保留左结肠动脉），再游离其余的乙状结肠和降结肠（**小贴士** 9.7）。

将结肠系膜向中线和前腹壁牵拉，同时游离后腹膜组织，与左结肠系膜分离。一直游离到结肠脾曲水平。肠系膜的切除包括结扎肠系膜下静脉（IMV）（注意事项 9.4）。

步骤 6：横结肠 / 脾曲的游离

这一部分手术是全结直肠切除术中潜在的最危险的步骤。脾曲是脾脏、胃、十二指肠空肠曲、胰腺和横结肠系膜的汇聚点，手术过程中容易损伤周围脏器。（注意事项 9.5）。

患者取反屈式体位并向右侧倾斜。术者和助手站在患者右侧，术者使用抓钳牵拉组织，超声刀游离组织和血管结扎。

打开胃结肠韧带中点处，可进入小网膜囊。然后向脾下极游离（**图** 9.9）。完全打开小网膜囊结

▶ ⚠ 注意事项 9.4

十二指肠空肠连接处在脾曲位于横结肠肠系膜的深面。当进入无血管层面时，识别这一部分的肠管可以避免周围组织的热损伤，包括由能量装置侧向扩散引起的损伤。

▶ ⚠ 注意事项 9.5

确保将胃部向头端牵拉，避免损伤胃后壁，并小心分离横结肠系膜以及周围组织，避免出血。

▶ ⚠ 注意事项 9.6

胃后壁在手术过程中容易损伤，有时会比胃前壁更向尾端延伸。完全打开小胃网膜囊结构有助于预防胃部损伤。

图 9.9　进入小网膜囊后，游离脾脏下极，直至看到胃后壁的胃短血管和胃网膜左血管

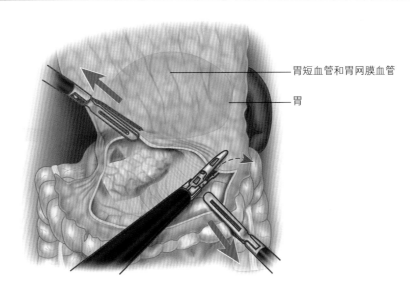

胃短血管和胃网膜血管

胃

构，可充分暴露胃壁后侧、胰腺、脾脏和横结肠组织。

裸化结肠中动脉并结扎。分离结肠中动脉周围的肠系膜并进行分支血管的离断。非优势手向头侧牵拉肠系膜，远离后腹膜结构，便于超声刀进行分支血管的离断。这一优势使得术者可以全面观察每个血管周围结构，以确保安全结扎每根血管（注意事项 9.6）。

向右腹部牵拉横结肠，将剩余的横结肠系膜与后腹膜游离开来。切断其他后腹膜附着组织，完全游离脾曲。此时，从右结肠到乙状结肠完全游离。

步骤 7：取出切除的结肠标本（可选）

在切除直肠前取出结肠标本可以防止结肠软组织在盆腔操作时阻挡手术操作视野。尤其是对于结肠冗长和盆腔狭窄以及肥胖等盆腔暴露困难的患者。在单孔手术操作中，可通过单孔装置提出结肠后进行体外离断。在标准的腹腔镜手术过程中，需要通过辅助切口将标本取出。离断标本后，缝合或者通过切口保护器关闭辅助切口，重新建立气腹后继续手术（小贴士 9.8）。

步骤 8：直肠切除术

助手位于患者左侧向上牵拉直乙结肠系膜，使直肠系膜向内、向上和向外展开（图 9.10）。确认左

> ### 小贴士 9.8　重新建立气腹
>
> 在传统多孔腹腔镜手术中，与单孔装置类似，结肠标本取出后，关闭辅助切口，重新建立气腹，继续进行腹腔镜手术。如果切口保护器无法封闭切口，可以用无菌手套自制一个闭合器套。

> ### 小贴士 9.9　良性疾病的直肠系膜切除
>
> 在良性疾病中，可以保留直肠系膜，避免术中损伤盆神经，留下的脂肪组织可以支撑后续的回肠储袋。但是，该技术不符合解剖学要求，操作平面不是在无血管层面进行，会额外增加手术时间和手术难度。

图 9.10 将直乙结肠
向前抬起到腹壁

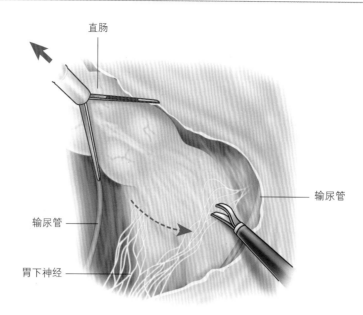

直肠

输尿管

输尿管

胃下神经

图 9.11 游离至盆腔
底部。在靠近肛提肌
的顶部位置游离直肠
系膜和周围的组织

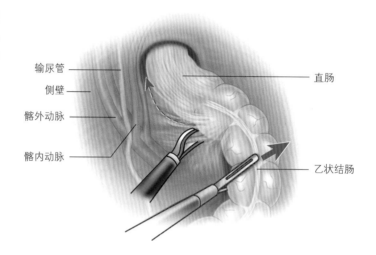

输尿管

侧壁

髂外动脉

髂内动脉

直肠

乙状结肠

侧输尿管的位置后，用超声刀切除附着在直乙结肠系膜上的结缔组织。离断直肠上动脉后，进入骶前间隙（小贴士9.9）。

　　从后外侧平面呈"U"形绕直肠系膜开始分离直肠。助手向前方和头侧牵拉直肠，保持张力，直肠系膜后方可以看到薄膜平面。术者牵拉直肠系膜，使用电剪刀在直肠系膜平面内游离直肠系膜。

　　正确的解剖平面应是直肠系膜前部的一个薄膜状平面，在平面的深部进行游离，避免损伤腹下神经和骶前筋膜。

　　当直肠系膜后方失去张力时，助手从右前方或左前方牵拉直肠，游离直肠系膜外侧。术者进一步牵拉直肠，使用超声刀在直肠系膜两侧的薄膜状无血管平面内解剖。随着外侧组织的游离，可以进一步牵

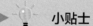 **小贴士 9.10　子宫悬吊**

从腹壁外用荷包针穿过耻骨上腹壁，在腹腔内其穿过子宫底，然后荷包针从腹腔内穿过前腹壁至腹壁外，将子宫悬吊。男性患者中，腹膜反折可以用类似的方式进行悬吊。

拉直肠系膜，保持直肠后方张力后继续游离。游离至一定水平后，再次游离直肠系膜两侧。这样反复进行，直至到达肛提肌水平（**图9.11**）。

游离直肠前方是整个手术最为困难的部分（小贴士9.10）。打开腹膜反折后，助手使用抓钳向上推动阴道，在阴道与直肠或膀胱与直肠之间施加张力。术者将直肠向近端牵拉，沿平行于直肠方向使用电刀或电钩进行分离，注意避免损伤前列腺、阴道和尿道，它们位于分离平面前方仅几毫米的距离。

游离直肠至肛门直肠交界处，便于切除整个直肠。溃疡性结肠炎患者残留一部分直肠会导致术后肠道功能较差；而对于癌症或息肉病的患者，残留一部分直肠会导致肿瘤的发生风险增加。肛门指检可以确认远端直肠切除范围（**图9.12**）。

步骤9：直肠切除

由于骨盆比较狭窄以及直线切割闭合器的角度等原因，在肛门直肠交界处离断直肠具有一定难度。该部分的处理没有绝对的正确方式，合理切除直肠的关键因素包括：

- 根据患者疾病的状态，确认合适的离断位点（小贴士9.11）。
- 尽量沿着直肠垂直面进行离断，防止局部缺血。
- 尽量减少吻合钉的使用。

术者向上和后侧方牵拉直肠，充分暴露远端直肠。直肠系膜终点通常在肛管直肠环处，切除肛门直肠交界附着的脂肪组织，这样可以最大限度地减少管状吻合器闭合时的组织，防止吻合口出血。虽然直肠离断没有固定的方位，但在骨盆狭窄或肥胖的患者中，从前后方向离断直肠比较稳妥。对于女性或骨盆比较宽的患者，可以在直肠右下象限方位，从右到左水平横穿直肠，垂直于直肠的吻合线是至关重要的（小贴士9.12）。

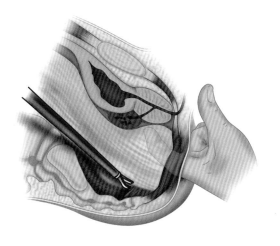

图9.12　可以在离断直肠之前进行直肠检查，确认远端直肠的游离程度

 小贴士9.11　确认肿瘤下切缘

对于直肠癌患者，在吻合器离断直肠后进行直肠镜检查，确认留有足够的吻合距离。在无菌手术区域外打开标本，确保肿瘤完全切除，并且有足够的下切缘。

 小贴士9.12　垂直直肠的吻合线

吻合器横穿直肠后，右手将直肠向远侧牵拉。调整吻合器的方向实际上是在吻合器内移动直肠，而不是在直肠周围移动吻合器。

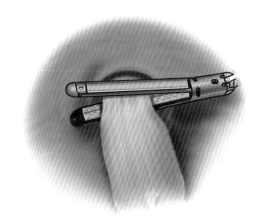

图9.13　确认吻合器与直肠垂直，尽量减少吻合器的个数，降低吻合线漏的可能性

离断直肠后，腹腔镜下仔细检查盆底组织，并进行肛门指检，以确认吻合钉在直肠远端的位置（图9.13）。尽可能只用1个吻合钉来离断直肠，优势在于降低了缺血、渗漏或吻合口结构异常的发生风险。而离断远端直肠周围脂肪组织的吻合钉数目没有过多强求。

步骤10：标本取出

单孔手术中通过单孔装置取出标本；或者常规腹腔镜手术中通过辅助切口取出标本。是另建辅助切口，还是扩大穿刺孔建立辅助切口，要根据手术的具体情况和患者身体状况决定。

对于较瘦的患者，扩大耻骨上12mm的穿刺孔，就可以取出标本，同时进行小肠储袋和储袋-肛门吻合术。由于吻合的位置靠近盆底，辅助切口可能要相对大些，或者通过预设的小肠造口处取出标本和构建储袋。体外完成储袋构建后，缝合辅助切口，最后需要进行回肠造口时再打开该处腹膜。

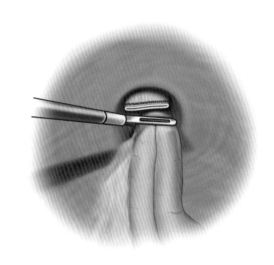

图9.14 储袋的长度应该通过将储袋拉到骨盆深处的直肠残端之间的距离来确定。应该保证储袋没有张力地轻易到达残端位置

步骤11：建立回肠储袋

标本取出后，应当保留足够的回肠来构建储袋。一个很好的经验是，储袋的顶端是否到达耻骨水平。腹腔镜器械可以用来评估预定储袋顶端位置到达肛门的距离。如果回肠很容易到达肛

▶ 小贴士9.13 储袋距离不够

如果储袋未到达肛门距离，可在中等拉伸力度下，用可吸收缝线将储袋连接至骶骨前部，使储袋拉伸和固定。

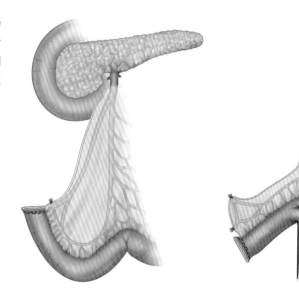

图9.15 对覆盖肠系膜血管的腹膜进行"阶梯式"分离，增加伸展距离。必须防止损伤储袋的血液供应

门，则应有足够的长度来构建储袋（**图 9.14**）。如果长度不足，术者可以通过其他操作来获得足够长度的肠系膜：

- 确保小肠的肠系膜已完全游离到十二指肠水平。可以使回肠储袋延长数厘米。
- 如果距离仍然不足，可以选择性进行肠系膜血管的结扎。

如果回结肠动脉完好无损，可以切除回肠血管弓的分支，进一步延长回肠储袋的距离。在切除分支之前，应将其暂时闭塞，仔细探查，确保储袋建立后不会缺血。如果提供的距离还是不够，可用"阶梯式"分离的方式横切肠系膜从而延长回肠储袋的距离（**图 9.15**，小贴士 9.13）。

使用开放式外科吻合器构造回肠储袋（小贴士 9.14）。使用无菌标尺测量 15cm 的距离来

> ▶ 🕮 **小贴士 9.14　储袋建立**
>
> 最常建立的是 "J" 形袋，有 15～18cm 的长度。也可以构建其他构型的储袋，例如 "S" 形袋和 "W" 形袋，因为每个袋型的顶端有所不同，这可能会使储袋更容易到达肛门的距离。

图 9.16　折叠回肠，使用 2~3 个直线吻合器延长储袋的长度，建立回肠储袋

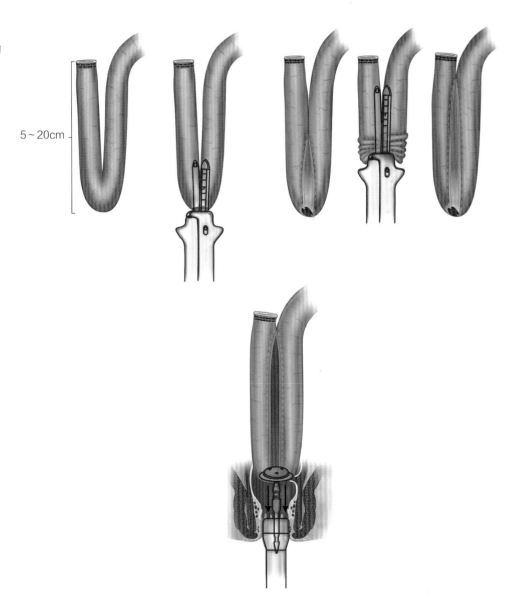

5～20cm

构建"J"形储袋。辅助切口的位置通常由回肠长度和是否可以通过切口暴露至少 30cm 的回肠远端来决定。通常使用右下象限或左下象限穿刺孔扩大切口取出标本（理想情况下该切口最终可做预防性造口）。在回肠吻合线或储袋最远端部分用吻合器构建储袋，长度约 15cm，两侧用 2-0 可吸收线进行浆肌层间断缝合加固（图 9.16）。

在储袋的顶端切开肠段，使用 3 个 100mm 线性切割闭合器构造储袋的公共通道。将第一个吻合器穿过切开的长段，激发吻合器，直到整个储袋长度被切开。如果患者最后决定不进行转流术，则用红色橡胶导管和无菌生理盐水打开储袋，确保储袋缝合线是密封的（图 9.17）。

采用荷包缝合将吻合器的抵钉座固定在储袋顶端。随后将储袋放回腹腔，关闭辅助切口，重新建立气腹。

步骤 12：回肠储袋 - 肛门吻合术

充分扩肛后将管状吻合器从肛门口置入肛门残端（注意事项 9.7）。

若在肛门残端末端看到了吻合器的整个轮廓，将吻合器钉砧头穿过残端的中心部位，使用抓钳将抵钉座与钉砧头进行对接吻合。沿着远离术者的方向，向左侧移动管状吻合器，有助于管状吻合器的对接（小贴士 9.15）。

> ⚠ **注意事项 9.7**
>
> 将管状吻合器置入肛门时必须小心。肛门残端非常短，可能会撕裂吻合钉线。

> 💡 **小贴士 9.15   预防储袋 - 阴道瘘**
>
> 在女性患者中，一些术者倾向于将钉砧头从吻合钉线后方出来，这样吻合点更靠后方，有助于预防储袋 - 阴道瘘的发生。

图 9.17　封闭切开的末端回肠，用无菌生理盐水扩张储袋。确认储袋的大小和储袋的完整性

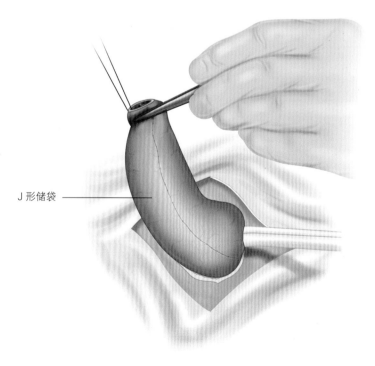

J 形储袋

　　吻合过程中，再次检查以确保储袋自身的肠系膜没有扭曲。最可靠的方法是检查小肠肠系膜从储袋到十二指肠水平的横切边缘，如果这条横切线不是直线，在吻合前将其校正（**图 9.18**）。合上吻合器开关，感觉"紧闭"，保持 15s 的组织压缩和止血，激发吻合器，保持关闭状态 15s，以确保吻合口周围充分止血，之后再松开吻合器，完成吻合。

　　如果术中决定行预防性分流术，一般不会对 IPAA 进行测漏试验，因为这不会改变治疗方式。若不想草率进行分流术，使用直肠镜扩张吻合口以评估是否漏气。手术中仅在不进行分流术的情况下才放置盆腔引流管，即在吻合口前方和后方分别放置引流管。

步骤 13：预防性回肠造口术

　　关闭腹膜前，在储袋的近侧进行回肠造口术。对左侧穿刺孔位置进行扩大后提出距离储袋 15 ~ 20cm 的回肠，使储袋保持足够的松弛度。将回肠提至预造口部位以检查张力。确保造口不会对肠系膜或回肠袋造成张力，因为这可能会损伤血流供应。如果造口张力过大，则应向近端方向重新寻找更合适进行回肠造口的肠管。在离储袋多长的距离做回肠造口，一方面要保证造口近端肠管可以较好地吸收营养和水分；另一方面要保证肠管血供和足够的肠段距离，这需要进行综合考虑。

　　确定造口肠管的位置后，放置造口器。采用圆形切口切开皮肤以及皮下组织，使造口足够大。通常，将筋膜分开，用小拉钩将腹直肌拉向

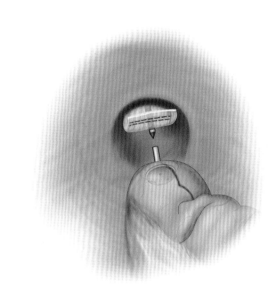

图 9.18　将储袋延伸至骨盆内，使用圆形吻合器构建储袋 – 肛门吻合

图 9.19　使用 Brooke 式构建回肠襻造口，将造口的近端外翻以形成储袋

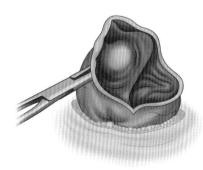

外翻肠段，近端形成突出的回肠造口

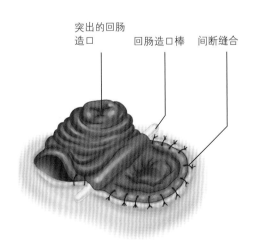

突出的回肠造口　　回肠造口棒　　间断缝合

侧面，打开腹膜。一旦打开腹膜后，气腹就会消失。将两根手指插入造口部位并抬起腹壁，可以观察腹腔的情况。

通过腹腔镜检查识别并保护造口的近端和远端是至关重要的。一般情况下，造口近端靠近头侧，降低储袋张力。

通常，回肠造口需要在造口棒或造口装置上完成，适当抬高后壁。抬高后壁有利于防止肠液过早渗入袋中。回肠造口按照美国 Brooke 式流程完成（**图 9.19**）。

第 10 章　腹腔镜肠粘连和梗阻松解术

Laparoscopic Lysis of Adhesions and Bowel Obstruction

Meagan M. Costedio, Anthony L. DeRoss
译者：汤佳音，方洪生　　　　校对：钟　鸣

摘要

　　腹腔镜肠粘连松解术的适用证包括急性和（或）慢性小肠梗阻，同时也适用于原因不明的诊断性腹腔镜探查。

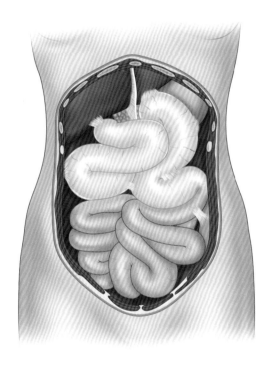

手术指证

- 急性小肠梗阻。
- 慢性小肠梗阻。
- 粘连引起的慢性腹痛。
- 克罗恩病。
- 麦克尔憩室。
- 术后弥漫性腹膜炎。

Meagan M. Costedio (✉)
Division of Colorectal Surgery, University Hospitals,
Cleveland, OH, USA
E-mail: meagan.costedio@uhhospitals.org

Anthony L. DeRoss
Pediatric Surgery, Cleveland Clinic,
Cleveland, OH, USA

© Springer Nature Switzerland AG 2020
Sharon L. Stein, Regan R. Lawson (eds.), Laparoscopic Colectomy,
https://doi.org/10.1007/978-3-030-39559-9_10

术前准备

- 仔细评估辅助检查报告。
- 对局部的梗阻／炎症进行影像学评估。
- 静脉补液并纠正代谢紊乱。
- 急性小肠梗阻留置胃管。
- 预防深静脉血栓。
- 预防性使用抗生素。

手术步骤

- 步骤 1：进腹。
- 步骤 2：腹腔镜探查。
- 步骤 3：粘连松解。
- 步骤 4：探查小肠。
- 步骤 5：修补浆膜。
- 步骤 6：中转开腹手术（如有必要）。

手术器械

- 5mm 穿刺器（3）。
- 12mm 穿刺器（1）。
- 12mm Hassen 穿刺器（1）。
- 30° 腹腔镜镜头（1）。
- 腹腔镜无损伤钳（2～3）。
- 腹腔镜灯笼钳（1）。
- 腹腔镜波浪钳（1）。
- 超声刀／电铲（1）。
- LigaSure 腹腔切割闭合器（1）。
- 伤口保护器（1）。
- Hem-O-Lok 等血管夹。
- 管状吻合器（1）。
- 线型吻合器（1）。

患者体位

患者取仰卧位，双上臂收拢、双腿分开，留置导尿管后用绑带固定患者的胸部和腿部。双腿分别铺巾，以便留出术者站在两腿间操作的无菌区域。显示器位于患者正中位置偏左侧或右侧。所有手术相关的管线都应该从操作区顶部经过再连接到对应的仪器上。使术者和助手根据粘连的程度和部位在手术过程中随意更换位置（小贴士 10.1）。

手术步骤

步骤 1：进腹

对于再次手术的患者，仔细评估病历和影像报告对安全进腹是至关重要的（小贴士 10.2）。通过脐部的 Hassan 开放进腹方式是最安全的。由于该入路是腹腔镜腹部手术经常使用的部位，因此，术前的影像学检查就能辨别出正中切口下方肠管是否粘连。

对于再次手术的患者，可以考虑在左上腹区域建立穿刺孔的方法进腹，因为左上腹的解剖结构简

小贴士 10.1　手术空间最优化

收拢双臂并分开双腿可提供多个操作位置：左侧、右侧和两腿之间。由于粘连可能在任何部位形成，术者可以更换位置，便于松解意料之外的粘连部位

小贴士 10.2　术前准备

术前查阅所有先前的手术记录和影像学资料，明确解剖结构能使术者更好地预测和判断术中情况，精准化手术是十分必要的。

单，不易受损。但如果左上腹有过手术史，那么右上腹也可以作为穿刺孔的备选入路。

　　建立穿刺孔时应偏离中线（图 10.1），依次穿过腹外斜肌筋膜、腹内斜肌筋膜、腹横筋膜及最后融合的腹膜外筋膜和腹膜，经过每一层时都会有突破感。

　　一旦穿刺器进入腹腔内，注入无菌生理盐水，观察是否通畅；如果不通畅，说明穿刺器没有进入腹腔或者针头遇到阻碍物；如果回抽到血液或体液，说明有内脏损伤，需立即中转开腹；如果回抽不到任何东西，此时可以安全地建立气腹（注意事项 10.1）。

　　一开始的气腹压如为 4 ~ 5mmHg 则说明穿刺针安全进入腹腔。用巾钳夹起腹壁上提，有利于穿刺针进腹。如果一开始的气腹压大于 10mmHg，提示穿刺器可能还未穿透腹膜或已误入腹腔脏器内。在穿刺针没有进入腹腔或者气腹压力不正常之前，避免往腹腔内注气。

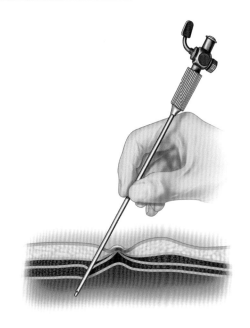

图 10.1　建立穿刺孔。建立穿刺孔时应偏离中线，穿过腹壁的每一层都会有突破感

步骤 2：腹腔镜探查

　　在脐部或穿刺针部位建立 5mm 穿刺孔。如方便腹腔镜吻合器进入腹腔，可以更换为 12mm 的穿刺针。腹压达到 12 ~ 15mmHg 时说明气腹建立完成（小贴士 10.3），用 5mm 30° 的镜头探查腹膜腔内的情况，根据腹腔粘连的情况决定其他穿刺孔的位置。

　　根据腹腔粘连的位置和严重程度，在左上腹区域、左下腹区域和右侧腹部选择合适的穿刺孔位置。

> **注意事项 10.1　回抽**
>
> 如果回抽到血液或体液，将穿刺器保留在原地不动，便于中转开腹后更容易找到损伤部位。

> 💡 **小贴士 10.3　镜头的选择**
>
> • 10mm 腹腔镜能够提供更充足的光线，但是 5mm 30° 的镜头能在分解粘连时方便暴露视野。

右侧粘连

　　如果大部分粘连位于腹部右侧，术者可以位于患者左侧，通过左侧穿刺孔使用无损伤肠钳牵拉组织；同时，使用电刀或能量平台分解粘连。助手位于患者两腿之间，可以利用左下区域的穿刺孔使用无损伤肠钳牵拉组织，提供张力。

调整穿刺的孔的位置（严重粘连）

如果腹腔粘连严重，应对穿刺孔的位置进行相应的调整，可以在腹腔镜直视下在无粘连的部位进行穿刺。

如果腹腔粘连严重以至于无法有合适的穿刺孔位置，腹腔镜镜头本身也可利用（注意事项10.2）。术者可以使用镜头钝性分离腹壁下粘连，产生安全的空间来建立第二个穿刺孔。腹壁下粘连完全松解后，可以在最合适操作的部位建立穿刺孔。

如果术者无法确定安全的穿刺孔位置，或者在置入穿刺器过程中损伤脏器组织抑或是粘连太厚难以建立穿刺孔。此时，应当立断中转开腹手术。

步骤3：粘连松解

建立两个穿刺孔后，术者混合使用钝性、锐性和使用能量平台等方式松解粘连（小贴士10.4，小贴士10.5）。

最好使用两把无损伤肠钳进行钝性分离（图10.2）。对于腹壁下紧密粘连的网膜，同时使用肠钳和抓钳更好。左手持肠钳沿着腹壁向前推，右手持抓钳夹住网膜或小肠附近的粘连，利用张力来松解粘连，也可以直接夹住肠管，须注意避免损伤。助手由外向内推动粘连部位的腹壁有助于充分暴露。术者应掌握适度的张力来进行钝性分离，如果与腹膜接触处的粘连不易分离，则应考虑使用锐性分离。

锐性分离对于松解如小肠、胆囊、脾脏或输尿管等易撕裂的组织附近的粘连显得尤为重要。左手持肠钳牵拉产生张力，再用剪刀切断起始处的粘连（图10.3）。术者应在无血管平面进行分离以最大限度地减少出血以及对肠系膜的损伤。如果术者操作足够细致，大多数的粘连都无须进行电凝止血。

如果粘连之间含有滋养血管，需要使用电

注意事项 10.2　腹腔镜

如果腹腔镜与组织的接触时间过长，镜头产生的光热可能损伤周围组织。用镜头作为工具时，术者应迅速且轻柔地操作。

小贴士 10.4　粘连

粘连应该是透明色，而不是呈红色或黄色。如呈黄色，则可能包含肠系膜或脂肪；如呈红色，则可能包含血管。正确的游离空间应该是层次清晰且不含血管。

小贴士 10.5　设置手术时间限制

如遇到极困难的病例，术者应设置腹腔镜松解粘连的手术时间限制。如在 15min 或 30min 内仍未取得显著进展，则应考虑中转开腹。

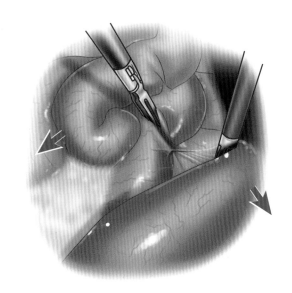

图 10.2　钝性分离。一手持肠钳沿着腹壁或肠壁向前推，另一手持抓钳夹住网膜或小肠附近的粘连，利用轻柔的牵引力来松解粘连

凝或其他能量平台来离断肠系膜或网膜进行粘连松解。单极电凝的最大电凝功率为 30W，可通过剪刀分离单纯的网膜或腹壁粘连以尽量减少出血（注意事项 10.3）。也可以使用双极电凝或超声刀，并且能避免热传导引起的损伤，但是缺点在于：①增加手术耗材费用；②由于双极电凝或超声刀接触面较大，可能导致周围组织的热损伤。

　　手术视野是能否成功松解粘连的关键因素。分离致密粘连时，必须小心地确定组织深度和与周围组织的融合程度。有时，肠管可能形成环状固定在大网膜或肠系膜后面，使用 30° 腹腔镜更好地暴露手术区域，防止无意中损伤肠管（图 10.4）。更换观察孔的位置来观察也能达到类似的作用。

步骤 4：探查小肠

　　最好先分离腹壁下方所有与网膜的粘连，提供更好的空间暴露下方肠管，然后将网膜翻到胃上方。由于上述步骤存在坏死和术后感染的发生风险，应尽量减少无血管大网膜的残留。使用能量平台有助于更好地离断大网膜。确保所有小肠无损伤地从网膜粘连处分离。

　　一旦网膜被移至上腹部后，术者应仔细探查小肠以确定梗阻的来源。可以通过小肠系膜对侧的皱褶来辨识末端回肠的起始部，并从小肠远端探查到小肠近端。扩张的小肠肠管水肿明显，很

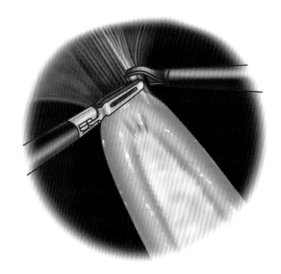

图 10.3　锐性分离。左手牵拉产生张力，用剪刀切断起始处的粘连

> ⚠️ **注意事项 10.3　单极电剪刀**

单极电剪刀在使用后一段时间内仍保持较高的温度，使用后如果马上接触到小肠会导致热损伤，引起导致延迟性小肠穿孔。

图 10.4　使用带角度的镜头以获得更好的视野。转动 30° 角或 45° 角的镜头能够提供更广阔的视角来看清粘连的情况，以便于更安全和有效地粘连松解

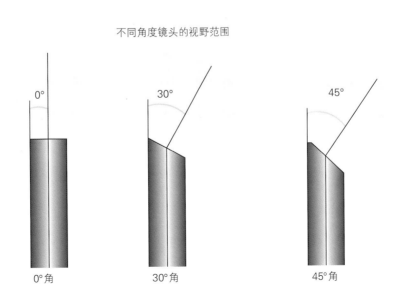

不同角度镜头的视野范围

0°　　　　30°　　　　45°

0° 角　　　　30° 角　　　　45° 角

> ⚠️ **注意事项 10.4　扩张的小肠**
>
> 扩张的小肠大多伴有水肿并容易损伤。即使使用无损伤肠钳牵拉浆膜也容易造成破裂损伤。

容易损伤（注意事项 10.4）。因此，术者应尽可能避免牵拉扩张的肠管。如果需要夹取小肠，则接触面应足够大，这样可以将力量分散到肠管四周。如果只牵拉小部分则可能导致小肠压痕、撕裂和穿孔。

　　扩张的肠管可能会影响手术视野。将患者体位调整为左低右高位和 / 或头低脚高位（Trendelenburg 体位），有助于扩大手术视野（图 10.5）。术者位于患者左侧开始探查小肠，先找到盲肠，然后用无损伤肠钳夹住末端回肠，接着用两把无损伤肠钳左右手交替地从减压的末端回肠向近端探查（图 10.6），探查到屈氏韧带或发现梗阻点。

　　应当注意的是，术者应牵拉小肠而不是肠系膜，并且让镜头尽量保持稳定，使小肠始终在视野内。如果在此过程中迷失方向或小肠下坠，术者应该从末端回肠重新开始探查。

　　随着小肠探查向上腹部逐步行进，术者可能需要位于患者双腿中间，使用左右下腹部的穿刺孔进行探查。

　　探查过程中如遇到粘连需进行分离，千万注意不要迷失小肠的方向。由于术者在分离粘连时所产生的张力会导致小肠扩张，可能会遮挡视线，因此第一助于应该抓住扩张的小肠，并后退镜头、调整镜头角度。

图 10.5　改变患者体位。将患者体位调整为左低右高位和 / 或 Trendelenburg 体位，有助于扩大手术视野

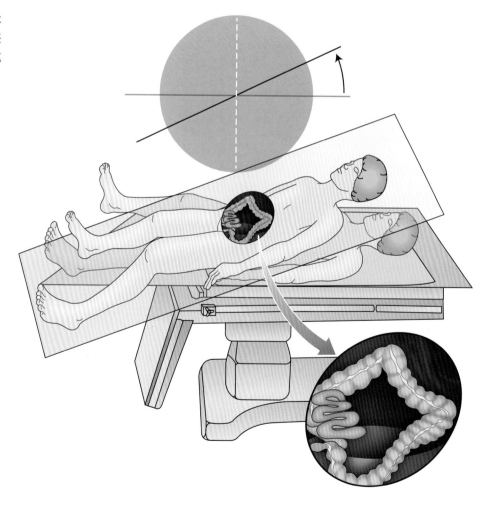

图 10.6　腹腔镜探查小肠。用两把无损伤肠钳左右手交替地从减压的末端回肠向近端探查

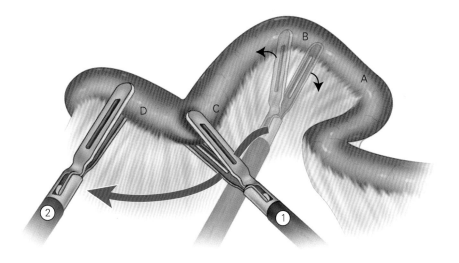

手术过程中应做好病理学记录，如克罗恩病的病变范围。术者直到将所有粘连都分解并且到达屈氏韧带，或决定中转开腹手术，才算探查结束。在探查过程中如发现有瘘管形成或浆膜破损，可以在腹腔镜下进行修补，也可以在完成腹腔镜探查后，标记受损部位，从腹部正中线辅助小切口拖出损伤的肠管，在体外进行修补。

步骤 5：修补浆膜

关腹前，术者应该仔细检查整个小肠是否有浆膜撕裂或者全层开裂。从屈氏韧带到回盲瓣仔细检查肠管，确保所有浆膜表面均完整。

如果遇到浆膜裂，术者可以在腹腔镜下使用 12 ~ 15cm 的 3-0 可吸收缝线，采用 Lembert 缝合术进行缝合修复（**图** 10.7），两侧损伤的浆肌层应纵向缝合，与肠腔平行，防止造成肠腔狭窄。

肠壁全层损伤也可以在腹腔镜下进行缝合修复。根据术者的经验和偏好，可以采用单层间断缝合或双层缝合的方式进行。

如果手术视野很差，难以进行腹腔镜下缝合修复，可以将 10mm 的穿刺孔扩大到 25mm。放置切口保护器后，在体外对小肠进行缝合修补

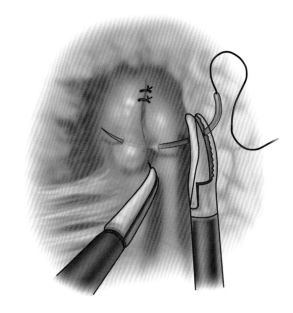

图 10.7　修补破裂的浆膜。术者可以使用腹腔镜 Lembert 缝合术对破裂浆膜进行修复，应纵向缝合来自两侧损伤的浆肌层，与肠腔平行，防止肠腔狭窄

> ▶ ⚠ **注意事项 10.5　肠破裂的漏诊**
>
> 肠破裂漏诊可能会导致严重的并发症。术者在手术过程中应尽量温柔地牵拉肠管，并在腹腔镜下或在体外探查整段肠管，将漏诊的风险降至最低。

（注意事项 **10.5**）。

第六步：中转开腹手术（如有必要）

什么时候中转开腹手术？简单来讲，只要术者开始考虑到患者的安全问题，就应该中转开腹手术。手术的首要目标是保证患者的安全，不能因为术者的偏好和执着而改变这一首要目标。

如果腹腔镜手术进展不顺利，术者可以通过增加一个穿刺孔来便于腹腔镜手术的进行。多使用一个穿刺孔可以显著地提高手术效率，能更好实现手术目标。

如果操作仍然困难，术者应该给手术进程设定时间限制。如果在规定时间范围内手术操作无法完成，应该考虑中转开腹手术。多节段肠粘连

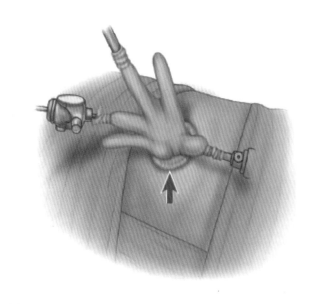

图 10.8 手套单孔装置。作为单孔装置的低价替代方案，术者可使用带有手套的切口保护器，将穿刺器穿过手套指端放入腹腔

或肠破裂的辅助切口较大，手术开始可以使用单孔装置。另外，单孔装置的低价替代方案是：使用带有手套的切口保护器，将穿刺器通过手套指端置入腹腔（**图 10.8**）。术者分离大网膜和外侧粘连后，通过辅助切口牵拉末端回肠并将其置于体外进行粘连松解，即可以节省手术时间，又有助于术者早期探查浆膜撕裂等严重并发症。

中转开腹手术可能会带来一系列复杂的并发症。其中一些并发症可以用腹腔镜处理，但术者优先考虑是给患者最佳的治疗方案，而不是一味地坚持腹腔镜入路。

特殊注意事项

单一粘连松解

确定梗阻点是手术成功的关键。腹腔镜松解单一粘连相对简单，腹腔镜可以松解粘连，并且去除残留的粘连带，防止再次发生粘连。松解完成后，术者应该仔细探查整段小肠，确保在关腹之前不会发生继发性梗阻。

闭襻性肠梗阻

术者应该解除闭合性肠梗阻，并评估肠管的活性。如果肉眼难以判断肠道的活性，应在体外评估该肠段的血流搏动状态，或使用荧光来确定肠管的活性。

如果需要切除肠段，可以在体内进行肠段吻合。术者应保证近端和远端段肠管活力良好，这对患者的预后至关重要。

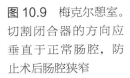

图 10.9 梅克尔憩室。切割闭合器的方向应垂直于正常肠腔，防止术后肠腔狭窄

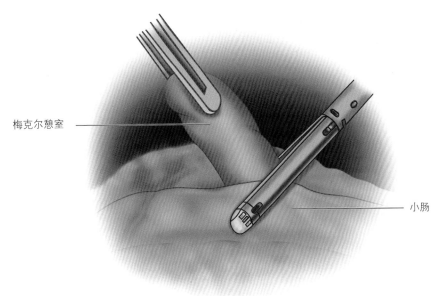

梅克尔憩室 ——

小肠 ——

梅克尔憩室

梅克尔憩室可以通过腹腔镜切除。它们通常位于回盲瓣近端附近几英尺内，如果梅克尔憩室从回盲瓣延伸到腹壁，可能导致复发性梗阻。一旦定位明确，应检查该区域并游离粘连带。通过 12mm 穿刺孔放入直线切割闭合器，切割闭合器的方向应垂直于正常肠腔，以防止术后肠腔狭窄（**图 10.9**）。

克罗恩病

如果患者是小肠克罗恩病，术前应完整地评估患者的影像学检查。克罗恩病可以使肠道产生严重的粘连，致使肠道褶皱消失，可能导致术者意外损伤其他脏器。术前抗感染治疗可以降低手术并发症的发生风险，降低中转开腹手术的发生概率。

术者可以尝试运用非手术治疗来消退炎症，最大限度地增加腹腔镜手术成功的机会，包括抗生素、经皮脓肿引流、肠外营养以及至少 6 周的术前准备。有时患者病情紧急，或者患者已经术前准备一段时间，但是炎症仍然不能减退，术者手术前，应熟练掌握正常解剖结构，检查腹腔以便早期发现瘘管（**图 10.10**），评估患者的身体结构与正常生理解剖的相似度，并决定是否应该进行中转开腹手术。

当术者完善这些检查后，再采用腹腔镜手术松解粘连。腹腔镜手术的优点包括：对整个腹部和小肠具有良好视野，以及最大限度地减少开腹的情况下完成对粘连的松解。

术者可以结扎瘘管形成的区域，使其远离病变的肠管。检查每个瘘管的近端和远端是否有原发灶和管腔。任何存在原发疾病和瘘管的肠段都需要进行节段性切除。

术者需要对病变的肠段进行评估，以确定肠管是否有病理性狭窄。如果肠系膜太厚，难以用吻合器或电凝对血管进行止血结扎，术者应采用辅助切口在体外进行止血结扎。

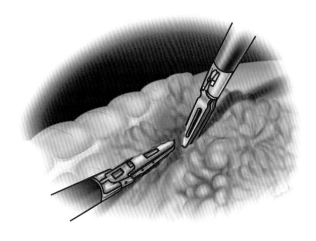 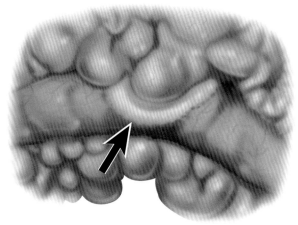

图 10.10 克罗恩病瘘管。手术炎症部位前，术者清楚正常解剖结构至关重要

图 10.11 肿瘤。对于小肠肿瘤，为保证肿瘤组织的完整性，应整块切除

肿瘤

为保证肿瘤组织的完整性，小肠肿瘤应进行整块切除。术者应该完整地分离任何附着在肿瘤上的肠管。所有致密的肿瘤粘连物，术者都应该与肿瘤组织一起切除（**图 10.11**）。

应该从肠系膜部位切开肠系膜附近的粘连，以免肠系膜上潜在的转移性淋巴结破裂。需要注意的是，即使已经发现明确的梗阻点，仍然需要探查整个肠管，找出其他潜在梗阻来源。

第11章 腹腔镜手术并发症
Complications

Justin A. Maykel, Andrew T. Schlussel

译者：骆 洋，刘赛靓　　　　校对：钟 鸣

摘要

外科医师在手术过程中不可避免地会发生各种意外情况，即使是风格细腻的外科医师也不例外。充分掌握解剖结构、各种手术方式可以降低并发症的发生风险。同时，在手术过程中保持高度集中，尽量减少潜在并发症发生的不必要操作，从而降低相关并发症的发生。本章主要讲述在腹腔镜结直肠手术中如何减少并发症的发生，以及发生后如何进行正确地处理。

进腹相关并发症

并发症：进腹时肠管损伤

穿刺针进入腹腔时可能导致肠管损伤。如果腹腔内有粘连，进入腹腔后肠管不会自然下垂到生理部位，这时候最容易损伤肠管。腹腔粘连主

> **常见并发症**
> - 进腹相关并发症：
>   (1) 进腹时肠管损伤。
>   (2) 进腹时血管出血。
>   (3) 穿刺针导致的腹壁血管出血。
> - 切除并发症：
>   (1) 出血。
>   (2) 肠管损伤。
>   (3) 输尿管损伤。
>   (4) 游离脾曲时造成脾脏损伤。
> - 关腹相关并发症：
>   (1) 肠管损伤。
>   (2) 伤口感染。

Justin A. Maykel (✉)

Department of Colon and Rectal Surgery, University
of Massachusetts Medical School,
Worcester, MA, USA
E-mail: Justin.Maykel@umassmemorial.org

Andrew T. Schlussel
Division of Surgery, Madigan Army Medical Center,
Tacoma, WA, USA

© Springer Nature Switzerland AG 2020
Sharon L. Stein, Regan R. Lawson (eds.), Laparoscopic Colectomy,
https://doi.org/10.1007/978-3-030-39559-9_11

要是因为二次手术、炎症、感染，有时候肿瘤本身也能造成粘连。

预防并发症

- 穿刺针盲目进入腹腔，会增大损伤肠管的发生风险。如果患者既往有腹部手术史，一般会选择直视下进腹。
- 可视化系统的穿刺器可减少损伤肠管的风险。随着技术的发展，手术中可以通过类似于摄像机样的装置直视腹壁每一层组织结构和进入腹腔。这个步骤需要术者通过练习来掌握相关技巧。该技术方法目前还未被认为比传统穿刺针更加安全。
- 避免在原手术切口进入腹腔。应该优先考虑远离手术瘢痕的位置。比如说患者做过胆囊切除术，再手术时要考虑穿刺从左上腹进腹。这样可以尽量避免损伤肠管的可能，因为之前的手术可能会导致肠管粘连在腹壁切口上。

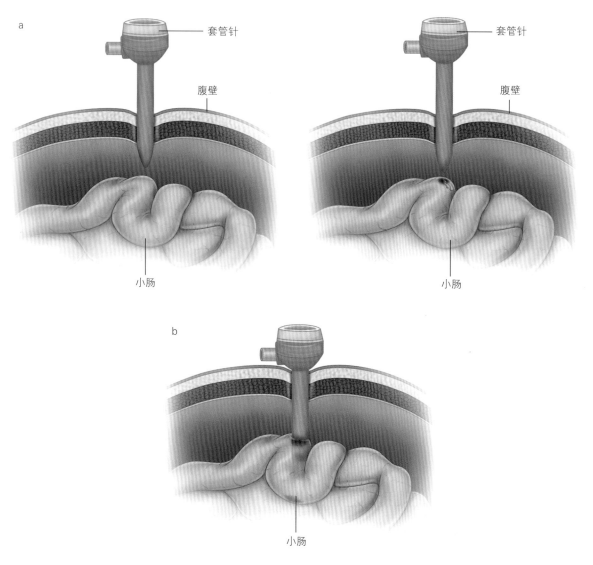

图 11.1 （a）穿刺器损伤小肠表面。如果进入腹腔时看到胆汁、渗液或出血，就能识别。（b）穿透性损伤小肠前后壁。即使没有侵及整个肠壁厚度，也应该要怀疑是否损伤肠管全层

- 直视下进腹可以在腹部的任何象限进行，尽量从腹中线直视下进腹，该处腹直肌鞘是融合的，不易损伤血管等脏器。使用静脉拉钩使腹壁各层可视化，减少手术相关并发症的发生。

识别并发症

建立观察孔后，全面探查腹腔，探查观察孔下方和侧方有无相关损伤，之后再进行相应的手术操作或者改变患者体位，这样有利于避免某段受损的肠管移位。

如果观察孔下方可见渗液、胆汁、粪便或大出血，此时要准确识别并迅速定位损伤部位（**图11.1**），再改变患者的体位，暴露手术区域。

处理并发症

通常在建立观察孔时容易发生损伤。发生损伤后术者需要立即作出决定：是继续进行腹腔镜手术还是改为开腹手术来处理损伤的脏器。这主要取决于损伤面积的大小、术者评估损伤程度的能力，以及是否可保证无菌或者腹腔镜修补的技术水平。

如果术者决定继续进行腹腔镜手术，可在远离损伤部位重新建立观察孔。手术过程中应牵拉损伤处附近的系膜或肠脂垂，而不是牵拉损伤的肠管。如果必须牵拉肠管，应用最大的接触面牵拉，这样能分散表面积，防止肠管的进一步损伤。可以用抓钳夹闭破损的肠管后进行缝合，防止渗液和粪便再次漏出（**图11.2**）。缝合后留置的缝线应稍长，这样有利于在手术中识别损伤的肠管，以便后续进一步处理。

肠管损伤后需要评估以下三方面：损伤部位、损伤原因和损伤程度。

- **损伤部位**：胃和小肠的损伤往往比结肠损伤更容易愈合，前者损伤后消化道漏的发生率较低。受损肠管的游离度也很重要，比如屈氏韧带处的肠管损伤处理较为困难，因为该处小肠游离度差。相反地，游离程度大的中段小肠损伤易于解剖和修补。除了注意受损处的肠管，术者也应检查邻近肠管的完整性，判断有无系膜血肿等。若存在上述异常情况，提示可能存在其他部位的损伤。此外，肠管损伤后容易

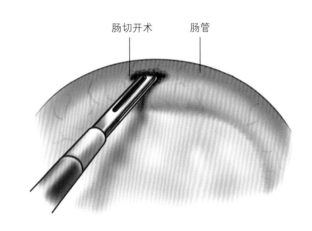

图 11.2   用腹腔镜肠钳咬合肠腔，防止肠内容物外漏

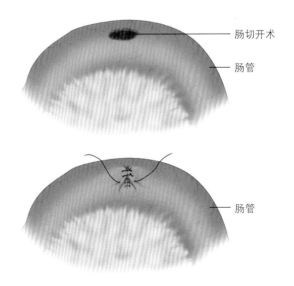

图 11.3   全层损伤可以使用可吸收线，通过单层缝合来修补，或用双层缝合也可以。缝线的走向是横向的。垂直褥式缝合利用肠壁的浆肌层实现肠切开处原有厚度的重叠式缝合。避免使肠腔狭窄

引起对侧肠管的继发性损伤，因此背侧肠管的探查也是必需的。

- **损伤原因**：刀或剪等锐器造成的损伤路径大多数为直线型，可以进行一期修补。如果在电灼过程中发生损伤，应格外注意，能看见的损伤也许不能真实反映损伤的程度。如果穿刺器扎透血管混入气体，则可能发生空气栓塞，带来致命的并发症。

- **损伤程度**：对于仅限于浆膜层的损伤，可以用间断褥式内翻缝合法修补。一般用 3-0 可吸收线，缝合浆肌层，从而完全覆盖受损的浆膜层。需要注意的是，缝合过程中避免引起肠腔狭窄，可沿着肠管方向进行横向加固（图 11.3）。

只要肠系膜血管没有损伤，损伤范围小于 50% 的肠管周径是可以手术修复的。推荐使用 3-0 可吸收线全层褥式内翻缝合能够横向缝合肠腔。或者使用两层缝合，第一层连续或间断缝合损伤的肠管；第二层使用褥式内翻缝合加固浆肌层。

如果损伤大于 50% 的肠管周径，或者同时造成肠系膜血管的损伤，应考虑施行肠段部分切除术，使用腔内吻合器行肠段部分切除术，如第 2 章描述的（右半结肠切除术 + 腔内吻合）。辅助切口部位暴露并牵出受损的小肠，施行小肠部分切除术也是可行的。如果损伤涉及结肠，需要行结肠部分切除术，可参照前文所述步骤进行。

并发症：进腹时血管出血

穿刺器进入腹腔时可能损伤主动脉、下腔静脉、髂血管或肠系膜血管。尤其是使用 Optivue® 或 Sight-right® 穿刺器时。

预防并发症

合理选择第一个穿刺点可以降低血管损伤的发生风险。通常，穿刺点选择在左锁骨中线肋缘下 3cm 的 Palmer 点，可以减少大部分患者血管损伤的风险。从解剖学角度考虑，Palmer 点可以最大限度减少主动脉、下腔静脉、髂血管的损伤。穿刺针应在进入腹壁时沿右侧偏斜，以防钉砧头朝向髂血管，造成髂血管不必要的损伤。

穿刺针逐层穿透腹壁，术者可感受到穿刺针穿过每层组织时的落空感。反复推进或操作会增加损伤血管的风险。确定穿刺针是否进入腹腔是十分必要的，在建立气腹前，用空针筒抽吸气腹管，以防空气血栓的发生，正常情况会抽出空气，而不是血液或渗液（见第 1 章）。

另一个可能造成血管损伤的原因是 Optivue® 或 Sight-right® 穿刺针置入腹腔太深。为了避免发生该情况，一旦建立气腹后，可以在腹腔镜直视下建立穿刺孔，Optivue® 或 Sight-right® 穿刺针逐层进入腹壁时每层结构都应清晰可见。进入腹腔后，立即拔出穿刺针芯。穿刺针置入腹腔过深是造成血管损伤的常见原因，尤其是在腹壁松弛、组织活动度大的患者中。

腹壁向上提起远离脏腹膜可降低损伤血管的风险。例如，使用两把巾钳提起切口两侧皮肤后置入穿刺针，可减少损伤血管的风险。

识别并发症

若穿刺针回血，提示血管可能损伤。此时不应重新置入穿刺针，而是保持在原位靠左处的位置，以便于后续进一步探查损伤部位。在腹壁其他位置采用其他进腹方式进行穿刺也是可行的，进腹后，应立即探查腹腔，查看有无器官损伤出血。

处理并发症

如果术者认为可以在腹腔镜下处理并发症，应立即在其他部位建立观察孔和相应的操作孔进行手术操作。可以使用 Ray-tec® 止血海绵压迫止血，之后采取更精准的方式控制出血。

如果有大血管损伤，术者应考虑立即中转开腹。此时，术者与手术团队和麻醉医师沟通接下来的手术操作是至关重要的。中转开腹手术可能会多花一些时间，尤其是在准备不足的条件下。立即转为开腹手术，保证患者生命安全，这需要手术团队的合作，需要术者经验丰富，需要巡回护士迅速准备开腹手术所需的手术器材，需要对麻醉医师提出更高的要求，也需要确保血制品的充分供应。

在中转开腹手术的过程中，如果患者生命体征平稳，出血暂时得到控制，此时若手术器材未完全准备充分，则应保持气腹压。气腹的压力可以提供压迫血管的效果，减少出血。特别注意的是，在持续气腹压时，必须控制大血管的出血，防止空气栓塞的形成。

一旦中转开腹手术后，应立即控制血管近端与远端的出血。为了评估血管损伤程度，采取合理的修补方法，应考虑清血管外科医师在手术台上会诊。可以使用不可吸收的聚丙烯线一期缝合损伤的血管。

并发症：穿刺针导致的腹壁血管出血

在使用穿刺针时，最容易损伤腹壁下动脉。其严重程度较腹腔大血管损伤轻，一般在腹腔镜下缝扎即可止血。

预防并发症

腹壁下血管横穿过腹直肌鞘的内侧（图 11.4）。通常情况，两侧腹直肌鞘在正中线外 10cm 处，在这个解剖标志外侧选择穿刺点可以减少损伤腹壁下动脉的风险。

对于腹壁薄弱的患者，可以通过腹腔镜看清表层与深面的血管。用腹腔镜在腹腔内照射预计的穿刺点，看清该部位有无血管以及血管走向如何。在进行穿刺前，在预计建立穿刺孔部位，向腹壁照射光线。对于肥胖患者，腹壁下动脉的走向尽管可能显示不清楚，但是通常在前腹壁内可见（图 11.5）。

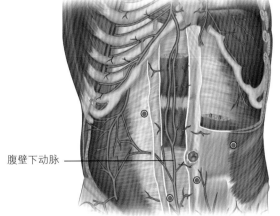

腹壁下动脉 ————

图 11.4　腹壁血管解剖与腹壁动脉。脐下通常有一支腹壁动脉穿过腹直肌鞘。脐上，该血管产生很多分支

识别并发症

如果腹壁下动脉损伤出血，一般能从穿刺针的内外两侧看见出血，偶尔在横切面上可见穿刺

图 11.5 从腹壁后的
角度展示腹壁下动脉
的走行

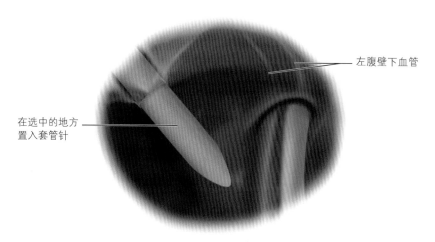

左腹壁下血管

在选中的地方
置入套管针

图 11.6 连接着电凝或
双极设备的 Maryland
分离钳可以用来在损
伤血管的近端与远端
电凝止血

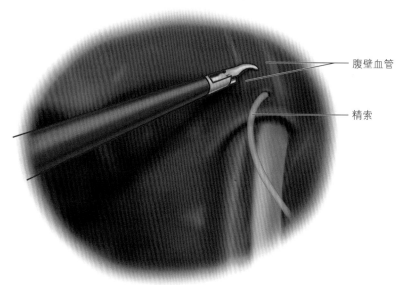

腹壁血管

精索

器末端损伤的血管。不同于表浅静脉受损，腹壁下动脉出血一般是持续性的，严重时可危及患者生命。

处理并发症

除非患者存在腹直肌皮瓣，通常情况下结扎腹壁下动脉对患者的损伤较小。而穿刺点处的浅表出血可用电刀烧灼。如果是肌肉等深层组织的出血，要扩大穿刺切口充分暴露出血部位。使用静脉拉钩等小型拉钩，或者用吸引器牵拉并暴露出血部位。对于暴露在外可见的血管，采用 8 字缝合法缝合并结扎损伤的血管。

如果出血点在充分暴露后仍难以看清，可以采用 Carter–Thiomason® 或 Gore® 缝线以 8 字缝合法横跨腹壁血管经腹进行缝合结扎（见第 1 章）。确保血管结扎牢固，不会再次发生出血或腹壁血肿。

如果受损血管位于穿刺孔末端，可通过腹腔镜进行探查，用电凝或双极设备进行止血。轻轻牵拉穿刺器，暴露血管周围的小间隙，这可能暂时性增加已经控制住的出血点。采用连接电凝装备的 Maryland 分离钳在血管损伤近端与远端进行电凝止血（图 11.6）。

肠切除相关的并发症

出血

术中出血在腹腔镜结肠或直肠切除术中任何部位都有可能发生。这一段主要阐述以下出血相关的并发症：

- 结扎过程中系膜血管出血。
- 过度牵拉导致的继发出血。
- 骶前出血。
- 暴露过程中的腹腔出血。

并发症：结扎与分离血管时导致的系膜血管损伤

不恰当的分离方法、分离失败、血管钙化等会造成系膜血管的损伤。

预防并发症

结扎血管时保持局部动静脉的可控性是至关重要的。结扎前，保证近端血管的暴露和游离；结扎时，需要进一步确保近端血管完全扎牢，防止再次出血。

避免在血管根部解剖分离系膜血管。确保血管周围有足够空间，才能在近端结扎血管，防止再次出血的发生风险（**图 11.7**）。在保证手术的无瘤原则以及区域淋巴结彻底清扫为前提条件下适当远离血管根部结扎血管。值得注意的是，当血管被分离后，不应过度向上和（或）远离后腹膜方向牵拉血管，

图 11.7 避免在过于靠近十二指肠处肠系膜上动脉的分支回结肠动脉的近端解剖分离系膜血管。结扎血管时周围必须有足够空间，才能在近端阻塞血管，避免止血不充分

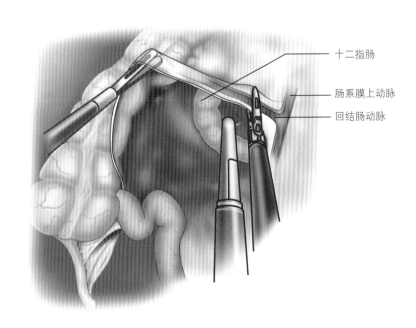

十二指肠

肠系膜上动脉

回结肠动脉

防止过度牵拉导致的意外出血。

在沿着血管走向游离并切开腹膜与肠系膜之间的组织时，暴露手术区域是至关重要的，这有利于分离肠系膜血管分支与周围组织结构后的裸化血管。随后，通过血管夹、吻合器或双极电刀离断血管。如果离断血管后仍有出血或者有再次出血的风险，要随时准备 Endoloop® 结扎器。

术者应掌握手术相关设备和技术的局限性。要掌握双极电刀、血管夹、吻合器或 Endoloop® 结扎器的正确使用方法。假如术者对技术使用掌握不足，那么系膜血管损伤的发生率将大大增加。实习生或不熟悉手术器械的助手在使用设备前对其进行相关原理和使用方式的解说是十分必要的，同时手术前他们需要进行相关模拟操作。每种手术设备，尤其是通电设备，都应了解掌握。这些在第 1 章中均有阐述。

在离断血管时，术者应判断血管是否高度钙化。如果血管触摸起来坚硬，则须选择合适的手术器械进行结扎离断。通常不建议使用具有通电设备的器械离断高度钙化的血管，因为，电灼无法使钙沉着点的血管完全离断。可考虑使用血管夹，但有再次出血的风险。Endoloop® 结扎器一般是钙化动脉结扎离断的最好方法。

识别并发症

结扎并离断血管后，要观察血管残端部位，评估是否有再次出血的发生风险。不要过快进行下一阶段的手术操作。若再次出血必须迅速处理。

处理并发症

如果血管离断后仍有出血，首先要暴露血管出血的区域，判断何处血管在出血，整个手术团队随时待命，以防不时之需。恰当地与手术团队沟通，确保体外循环机随时可用，准备充足的手术设备是十分必要的；同时，需要告知麻醉医师目前情况，确保团队每个成员都做好充足准备；最后，也需要有充足的血制品供应。

出血时会影响腹腔镜的视野。鲜红色的血液会吸收光线，降低腹腔内的分辨率。如果血液飞溅在腹腔镜的镜头上，视野会模糊不清。此时，扶镜手应立即擦拭镜头，保持镜头的清晰度是至关重要的。腹腔镜吸引 – 冲洗系统可以有效地暴露并改善视野。该设备可以消除过多的血凝块，有利于术者判断出血部位。辨认确切的出血点后该设备可通过有目的的吸引保持手术区域的充分暴露。

理想状态下，术者能快速识别出血点，并迅速控制近端血管的出血。在处理血管之前，探查出血位置、评估周围有无操作空间以及操作过程是否会造成重要组织器官的损伤是十分重要的。例如，在处理回结肠动脉或中结肠动脉出血时，应辨别十二指肠的位置；在处理肠系膜下动脉出血时，应辨认输尿管的正确解剖位置。

Maryland 分离钳的头端具有弯曲成角的特点，可精确夹闭血管的出血端，之后电灼止血。如果是小血管的出血，可以采用电灼的方法。如果是大血管的出血，电灼实际上可能会增加血管的损伤，出血更加难以控制。可使用双极电刀、血管吻合器、Endoloop® 结扎器或血管夹来处理血管。

如果血管撕裂或者血管严重损毁导致出血不可控时，应在腹腔镜下初步进行压迫出血后，立即中转开腹进行止血。

并发症：过度牵拉或受力导致的继发性出血

肝曲与脾曲是腹腔内出血的潜在危险因素，尤其是过度牵拉导致的出血。同时，在游离病变肠管时，过度牵拉会导致系膜血管的撕裂出血。

防止并发症

结肠脾曲和肝曲的结肠附着韧带往往较短，可能包含许多容易出血的无名血管（图 11.8）。如果没有仔细分离这些血管，过度牵拉时，可能会导致难以控制的出血。因此，在离断血管时，确保这些小血管充分结扎是十分重要的。

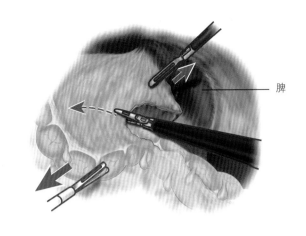

图 11.8 脾曲处结肠附着韧带可能含有细小的血管，这些容易发生出血

为了减少这些小血管的出血，术者在分离血管时可使患者保持头高向左或向右倾斜位，这样可充分暴露结肠肝曲或者脾曲，将过度牵拉的张力降到最低。如果暴露结肠肝曲或者脾曲有困难，可使用加长的无损伤钳或者其他较长的腹腔镜器材，处理结肠脾曲或者肝曲处有利于减少包膜处的张力。

如果结肠系膜增厚或者缩短，在脱出病变的结肠时，应充分游离肠管周围的系膜，这样可避免不必要的撕裂或者剪切导致的出血。病变结肠游离后能牵拉超过腹中线，拟离断的近端和远端肠管部位可无张力地取出，此时病变结肠处于完全游离的状态。

若因结肠系膜张力过大导致拖出困难，可离断系膜的游离缘，沿着主要血管方向分离系膜，一直分离到结肠壁。如果仍难以分离至肠管，可在腹腔镜下使用腔内闭合器离断相应肠管。一般情况下，离断后的结肠较容易从辅助切口处脱出，尤其是某段肠管因炎症或恶性肿瘤而增厚时，上述方法更为有效。

辅助切口应足够大，这样才能让肠管和周围系膜在不撕扯的前提下脱出。使用比辅助切口稍大的切口保护器可充分利用皮肤和软组织的牵拉力，扩大辅助切口，同时可以有效地预防切口感染。

识别并发症

手术过程中过度牵拉系膜会导致撕裂出血，一般肉眼可见。因此，在进行下一步骤时，腹腔镜探查系膜有无出血是十分重要的。腹腔镜可使术者视野狭窄——只能看到手术部分区域。因此，手术视野的干净、无出血往往会忽视视野外的系膜出血。

如果拖出肠管时发现系膜出血，此时的出血一般也是肉眼可见的。另外，怀疑系膜继续出血，应在关腹前重新建立气腹，在腹腔镜下仔细检查系膜有无出血。

处理并发症

如果系膜是轻微的渗血，依靠机体自身的凝血系统会自动停止出血。此时，最佳处理方式是等待几分钟后，再次查看该处系膜有无渗血，可考虑冲洗出血部位，确保出血停止才能关腹。需要注意的是，冲洗过程中对出血点起到压迫的作用，但当压力恢复正常时，可能会再次发生出血。

如果系膜持续出血，通常采取压迫止血的方式。某些情况下采用胶原蛋白海绵或者普通海绵进行压迫止血。再或者，术者使用分离钳或其他腹腔镜器材精准夹闭出血点并压迫 3 分钟，通常出血会自动停止。

如果系膜出血汹涌，但通过压迫止血得到明显的控制，在继续保持压迫的同时要考虑如何改善视野。例如，再建立一个操作孔，有利于术中游离肠管，更好地控制出血。或者，术者应考虑中转开腹进行彻底止血。双极电凝设备，缝合等方式止血在手术中也应考虑。

如果是系膜血管出血，应评估附近结肠或小肠的血供情况。近端结扎系膜血管可能会造成近端肠管缺血坏死。因此，在关腹前要通过观察边缘血管弓或者采用荧光设备确定近端肠管血供是否充足。

并发症：骶前静脉出血

骶前静脉是椎外静脉丛的尾端部分，被骶前筋膜所覆盖。此静脉丛与之相通的腔静脉系统均无静脉瓣，血液可以双向流动，因此骶前静脉损伤会引起危及患者生命的大出血。

防止并发症

在直肠固有筋膜与骶前筋膜之间的"神圣平面"完成直肠系膜切除，是预防骶前静脉出血的关键。保留直肠系膜层的方法参考直肠切除术章节（见第 6 章、第 7 章）。

骶前静脉最容易出血的部位是直肠骶骨韧带与骶前筋膜相接处的盆腔底部。这个区域应仔细进行锐性分离，因为盲目操作的钝性分离可能会导致骶前筋膜撕裂而损伤骶前静脉，尤其是在骶骨与尾骨相接处更容易损伤出血。

如果患者术前进行新辅助放疗，解剖层面可能会融合，难以辨认且分离困难，此时应格外注意。

识别并发症

骶前静脉一般在受损时即可见大量出血。在张力释放、血管回缩之前，分离直肠系膜过程中任何少量的出血都应及时处理。

处理并发症

止血方式有：压迫、电凝、填塞、止血剂，或者钳夹后缝线结扎。

骶前静脉刚开始出血时可通过相应的止血设备和止血材料进行处理。在良好的盆腔显露条件下，吸净残血，在最短的时间准确找到骶前静脉的破损处进行填塞压迫止血，或者用纱布制作不同规格的"花生米"也可进行压迫止血。压迫几分钟后，缓慢释放压力，判断是否继续出血。如果压迫后，或者在尝试几次释放压力后仍继续出血，要考虑中转开腹进行止血。

当腹腔存在压力时，80W 的电凝可加速局部炭化程度，使出血部位的管腔闭合。电凝针头应悬停在出血位置上方，而不是直接按压在出血处，这样有利于电流横跨过该出血区域，闭塞血管。假如电凝针头直接触碰出血部位，容易产生焦痂，在移除电凝针头时容易带走焦痂，这会导致出血再次发生。若继续进行接下来的手术操作，电凝设备应调回到常用状态和瓦数。

如果骶前静脉回缩进入骶骨，并且电凝止血失败后，此时术中应考虑接下来的止血方法。一般需要立即中转开腹手术，以便使出血点得到最佳暴露。此外，应考虑需要有经验的助手进行帮忙。通常，最常用、成功率最高的替代止血方式有：

- 使用多重纤维素或凝血酶制剂填塞盆腔，再铺盖一层胶原蛋白海绵，施压 5 ~ 10min。
- 用钛合图钉或者固定钉来辅助控制骶前大出血也是可行的，但在狭窄的盆腔中，难以进行放置操作（图 11.9）。
- 局部放置可吸收止血纱布，后侧边缝合加固，压迫出血的血管。
- 用长弯血管钳夹持用纱布制作的"花生米"压迫出血的血管，同时充分暴露出血区域，有利于结扎出血的血管或者缝合侧边组织。

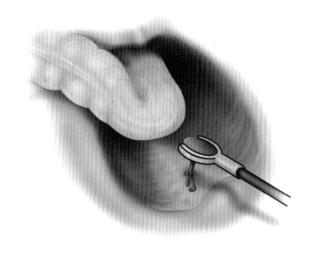

图 11.9　骶前静脉出血后进行填塞

- 缝合或凝结在骶前筋膜上的小片腹直肌，可以有效地控制出血。但是在取腹直肌的过程中需要花费很多时间，因此，在获取的过程中需要用手指压迫。
- 如果以上所有方法均失败，应立即填塞盆腔止血，转至重症监护室，维持患者生命体征的平稳，出血得到明显控制后的第 2 天，再返回手术室进行二期手术操作。

并发症：肠管损伤

尽管医源性的肠管穿孔或撕裂发生率较低，但是肠管的损伤在整个手术过程中都有可能发生。如果没能及时地识别，将导致肠漏、内瘘，或脓肿等严重的并发症，增加患者住院时间，严重者可能需要进行再次肠造口等二次手术。

防止并发症

当腹腔镜手术器材出现或者消失在手术视野过程中，术者与助手必须时刻注意周边肠管组织有无损伤。对腹腔镜不熟练的术者和助手必须将手术器械穿过操作孔进入手术区域的过程在自己的视野范围内，以确保进入路径无肠管组织损伤。当术者熟悉掌握腹腔镜技术时，可以选择盲进。在手术器材进入腹腔过程中，远离肠管与腹腔组织。尤其是，当器械穿过操作孔时，这个动作尤其重要。例如，患者处于头高倾斜卧位时，穿刺孔位于耻骨弓上方，若器械未朝向腹壁，则可能损伤周围肠管组织。此外，在手术器械进入腹腔过程中任何阻力都应该立即察觉，以确保不会发生肠管损伤。此时，扶镜手应将手术视野迅速重新定位，查看手术器械是否损伤肠管。

钝性抓取或牵拉也可能造成肠管损伤。一般来说，抓取系膜或肠脂垂来牵拉肠管比直接抓取肠管更加安全。禁止过度牵拉或抓取肠管和系膜。抓钳应在未锁定状态下使用——宁可牵拉失败，也不能用力牵拉造成组织撕裂。大面积地夹持肠管可以减少因疏忽造成的肠管损伤。每个术者有自己顺手的抓钳，熟悉抓钳的工作原理可以有效地避免因疏忽造成的肠管损伤。

电凝是另一个可能造成损伤的原因。如果器械隔绝层出现断裂或缺失，可能无法隔热，导致高温传导造成肠管的损伤概率增大。手术前应常规检查手术器械，确保隔绝层完好。

在电凝时，整个金属部分都应在术者的视野范围内。使用前应评估手术器械形成的角度是否合适。如果角度太钝，手术器械可能会触及肠管或系膜，造成非计划内的肠管或系膜的损伤（图 11.10）。尽管手术器械在使用后通常会迅速冷却，但是电凝和超声刀在使用后会有很短暂的高热，这个冷却过程中，也要注意避免这些器械接触肠管或组织。

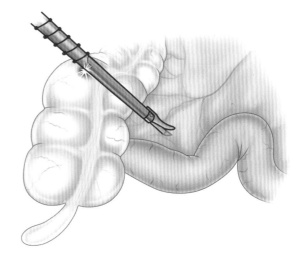

图 11.10　电凝器对肠管的损伤

识别并发症

在整个手术过程中，随时对可能损伤肠管的并发症保持高度的警惕。始终保持手术器材在手术视野范围内，术者与助手就能迅速识别并处理肠管损伤。

手术过程中如果可见任何肠液，应立即进行探查，判断肠液来源。如果发现系膜血肿，也应该进行探查——系膜血肿常常是肠壁隐匿损伤的标志。

处理并发症

如果怀疑存在肠管损伤，应立即检查肠管。可以通过腹腔镜检查，也可以通过辅助切口进行检查。处理损伤的肠管应格外小心，防止损伤部位继续扩大。使用无损伤抓钳轻轻地阻断损伤处肠管，防止肠液进一步污染腹腔。任何溢出的肠内容物应当用吸引 – 冲洗设备从腹腔内吸净。

当辨认出损伤部位的肠管时，应该判断肠壁是全层还是部分损伤。如果是肠壁部分损伤，一般用可吸收线或丝线进行垂直褥式内翻缝合法进行肠壁修补。为了防止肠腔狭窄，通常采用纵向缝合。如果全层损伤，用可吸收缝线进行单层缝合或双层修补。如果损伤严重，超过 50% 管腔周径，应考虑行肠部分切除吻合。

对于可能存在的电灼损伤的肠管应进行全面评估。通常，电烧伤会持续蔓延，组织可能失去完整性，使局部肠管修补失败。假如是由单极、双极，或超声刀造成的损伤，术者应考虑肠管实际损伤程度要比可见的严重。假设更大范围的损伤总是更安全的。修补方法有单层垂直褥式内翻缝合法、双层缝合，或肠段部分切除。

损伤的肠管可以在腹腔镜或开腹下进行修补。修补的方法和技术应该基于术者的经验与能力。如果存在损伤不确定的情况，可从辅助切口拖出并检查该处肠管，必要时可行一期切除吻合术。

并发症：输尿管损伤

尽管在结肠手术中输尿管损伤较为少见，但是某些情形下仍然存在输尿管的损伤风险。而盆腔手术

图 11.11 仔细活动
乙状结肠及其系膜。
使术者能辨认并保护
左侧输尿管

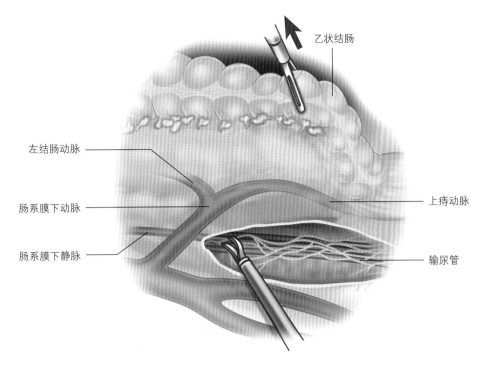

中输尿管损伤发生率较高，特别是在直肠癌或者憩室病的患者中，损伤的原因是输尿管解剖位置与结直肠系膜和血管毗邻。发生输尿管损伤最常见的时段：处理肠系膜下动脉时和切断直肠侧韧带时。另外，输尿管不论是位于腹腔右侧还是左侧的炎症，都会扭曲正常的解剖结构，使输尿管离开正常解剖路径，增加不慎损伤的风险。无上述危险因素的患者在手术过程中也可能发生输尿管损伤。精湛的手术技术总能够避免此类损伤的发生。

防止并发症

手术前充分的评估可以有效地降低术中输尿管损伤的风险。术前评估影像学资料是十分重要的，术者可以辨别哪些患者的输尿管可能因为炎症和肿瘤存在损伤的风险。通常对于腹腔镜技术掌握不太熟练的术者进行可能存在损伤输尿管风险的手术，不应首选腹腔镜手术。

左侧输尿管的医源性损伤最常发生在游离左半结肠或者乙状结肠，或者在离断直肠时（图 11.11）。损伤一般因为压伤、划破或结扎导致的。为了降低损伤风险，一定要先辨认出输尿管，之后再分离肠系膜下动脉或痔上动脉。此外，一定要先裸化结直肠系膜，再使用切割闭合器离断肠管，这样能确保输尿管不会被夹住、压伤或被吻合器钉住而造成不必要的损伤。

右侧输尿管的医源性损伤往往是在合并炎症或肿瘤累及的患者中；术前放疗或者存在腹部手术史在手术过程中也可损伤右侧输尿管。与预防左侧输尿管损伤的要求相似，通过输尿管导管来辨认出输尿管。

在良性疾病中，在炎症部位的近端可能识别出输尿管，在远离输尿管走向层面进行手术。需要注意的是，即使术者有精湛的腹腔镜技术，也需考虑中转开腹手术的可能。

在恶性疾病中，若输尿管受累可能需要随肿瘤一并切除，此时，开腹手术可能更加合适。

对于是否常规预防性使用输尿管导管人们目前尚未达成共识。尽管导管可辅助术者辨认输尿管，但并不常规使用。此外，也需考虑输尿管导管会造成输尿管额外的损伤。其中包括医源性输尿管穿孔、一过性血尿、尿路感染、肾盂积水等。输尿管支架会带来额外的费用，增加患者的麻醉时间。放置输尿管导管应具体问题具体分析，二次手术或炎症严重的情况下可考虑放置输尿管导管。

如果术中无法辨认输尿管，也可以术中放置输尿管导管。泌尿科医师通过膀胱镜置入输尿管导管，有利于术者清晰辨别输尿管的走向。

识别并发症

早期迅速辨别医源性输尿管损伤是至关重要的，可确保修补成功。如果术者有所顾虑，应沿着输尿管方向评估其完整性。导尿管出现血尿或尿量减少是输尿管损伤的非特异性标志。

如果术中怀疑损伤或存在潜在损伤，以下几个方法可帮助术者更好地判断有无输尿管的损伤：

- 术中膀胱镜检查，放置输尿管导管可评估输尿管有无损伤。
- 静脉注射亚甲蓝可进行输尿管损伤示踪。蓝色液体流向，能确凿证明输尿管有无损伤。
- 或者，静脉注射造影剂后，手术室中用 X 线照射腹部观察有无输尿管损伤。
- 使用亚甲蓝通过导尿管进行逆行肾盂造影。用稀释的亚甲蓝在无菌条件下充盈膀胱，评估有无渗漏。膀胱必须充盈扩张，才能判断有无蓝色染料漏出，检查输尿管有无损伤。

理想情况下，术中即可辨别并处理损伤的输尿管。如果术中未能发现，输尿管损伤术后会出血以下表现：腹腔液体过多、尿量减少、肠梗阻。术后若腹腔引流管的引流液为大量清亮液体，可提示输尿管损伤。此时，检验引流液的肌酐水平可以确诊是否存在输尿管损伤。

处理并发症

如果术中发现输尿管损伤，建议泌尿科医师到手术台上会诊。只有经验丰富的手术医师才能尝试腹腔镜下进行修补。

修补的方法有：置入输尿管导管并一期修补吻合，下段输尿管再建术/腰大肌悬吊技术，膀胱前壁肌瓣管尿道重建。这些内容超出本章讲述的范围。

如果术者担心血凝块堵塞输尿管或者输尿管存在狭窄，假如输尿管没有全层损伤，可以考虑放置输尿管导管。此外，放置闭式抽吸引流管在修补部位，以便术后监测是否存在尿漏。

术后留置导尿管的时间要长于 48h。留置导尿管的时长取决于损伤的种类与术中修补的方式，应与泌尿外科进行协商共同处理。建议术后 4～6 周再考虑取出输尿管导管。

并发症：脾脏损伤

脾脏损伤是罕见的并发症，在左半结肠手术中，尤其是游离脾曲时容易发生。腹腔镜提供术者更好的视野，精准的游离，能降低脾脏损伤的发生率。在游离脾曲过程中时刻警惕着可能造成致命的脾脏损伤，掌握如何处理脾脏损伤是十分重要的。

防止并发症

医源性脾损伤最常见的原因是过度牵拉脾结肠韧带或者大网膜造成脾包膜的撕裂。

腹腔镜手术可以使过度牵拉造成的脾脏损伤风险降到最低程度。患者取头高脚低向右侧倾斜体位，更好地暴露脾曲。在过瘦或者过胖患者中使用腹腔镜胃肠道手术的长肠钳等手术器材牵拉肠管可减少因疏忽导致张力过大的情况发生。

　　分离脾曲的过程中有从内到外，从上部下等许多手术路径，方法具体参考第 4 章分离脾曲章节。单一手术路径会增加手术难度，导致手术在某个阶段无法继续进展，或者无法满足个性化的、恰当的手术方法的进行，往往会造成脾脏损伤。因此，掌握不同的手术路径可降低脾脏损伤的风险。

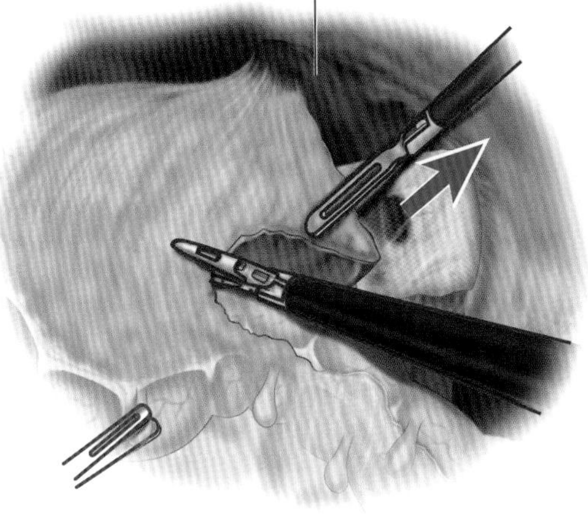

脾

图 11.12　用电凝术或手工填塞治疗脾损伤

识别并发症

　　一般来说，左上腹的出血提示脾脏可能损伤。此时，术者必须保持高度警觉，寻找是否有出血点。脾下方的小血管损伤后可能回缩；脾包膜的损伤也可能隐藏在脂肪组织、大网膜和肠系膜中。由于腹腔镜视野的放大局限性，导致术者容易忽视视野外的出血。因此，在游离完脾曲和关腹前，应仔细探查腹腔有无出血。如果发现出血，应重新改变患者体位、暴露出血部位后进行止血。

处理并发症

　　准确的评估脾脏损伤程度可以为后续的正确处理方式提供依据。

　　假如为少量持续性出血，通常腹腔镜下即可处理。如果出血源于脾结肠韧带或大网膜的小血管，可以用双极电凝进行止血。止血前使用吸引 - 冲洗系统将所有血液与血凝块抽吸干净；电凝止血后同样冲洗止血部位，仔细检查并确保止血充分。

　　如果出血是由于脾脏包膜的撕裂，用纱布制作不同规格的 "花生米" 或者胶原蛋白海绵压迫止血（图 11.11、图 11.12）。或者，电凝功率增加到 80W，进行电凝止血。相对于将电凝器械触碰到脾脏或其包膜，将电凝设备置于出血部位略上方更加有利于止血。假如电凝针头直接触碰出血部位，容易产生焦痂，在移除电凝针头时容易带走焦痂，这会导致出血再次发生。

　　止血材料如可吸收性明胶海绵或者可吸收止血纱布或者凝血酶等用于损伤部位抗凝止血。这些材料有些是粉剂，有些是喷剂，在腹腔镜中使用更加方便。几分钟后应再次检查出血点，确保止血充分。

　　对于包括脾断裂或持续性大量出血的更大范围脾脏损伤，应考虑中转开腹行脾破裂修补术或者脾脏切除术。